# 基层卫生辅助决策支持系统

## 理论与实践

主　编　胡红濮

副主编　琚文胜　万艳丽　高　星

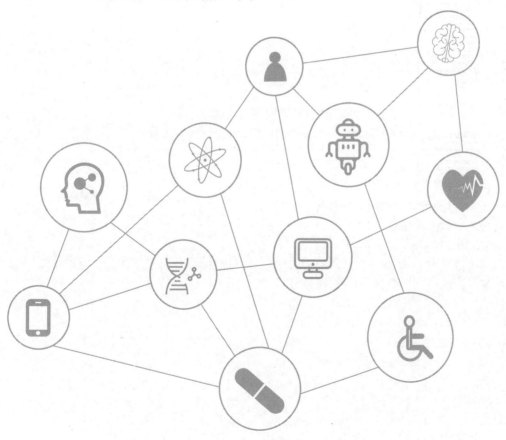

人民卫生出版社

·北京·

**图书在版编目（CIP）数据**

基层卫生辅助决策支持系统理论与实践 / 胡红濮主编. -- 北京 ： 人民卫生出版社，2024. 12. -- ISBN 978-7-117-37367-8

Ⅰ. R199.2

中国国家版本馆 CIP 数据核字第 2024W929A0 号

| | | |
|---|---|---|
| 人卫智网 | www.ipmph.com | 医学教育、学术、考试、健康，购书智慧智能综合服务平台 |
| 人卫官网 | www.pmph.com | 人卫官方资讯发布平台 |

**基层卫生辅助决策支持系统理论与实践**

Jiceng Weisheng Fuzhu Juece Zhichi Xitong Lilun yu Shijian

主　　编：胡红濮

出版发行：人民卫生出版社（中继线 010-59780011）

地　　址：北京市朝阳区潘家园南里 19 号

邮　　编：100021

E - mail：pmph @ pmph.com

购书热线：010-59787592　010-59787584　010-65264830

印　　刷：三河市潮河印业有限公司

经　　销：新华书店

开　　本：787 × 1092　1/16　　印张：11

字　　数：247 千字

版　　次：2024 年 12 月第 1 版

印　　次：2025 年 1 月第 1 次印刷

标准书号：ISBN 978-7-117-37367-8

定　　价：52.00 元

打击盗版举报电话：010-59787491　E-mail：WQ @ pmph.com

质量问题联系电话：010-59787234　E-mail：zhiliang @ pmph.com

数字融合服务电话：4001118166　E-mail：zengzhi @ pmph.com

主　编　胡红濮

副主编　琚文胜　万艳丽　高　星

编　者（以姓氏笔画为序）

万艳丽（中国医学科学院医学信息研究所）

王　芳（北京市东城区社区卫生服务管理中心）

王　岩（中国医学科学院医学信息研究所）

邓　莹（首都医科大学医学人文学院）

田东岳（国家卫生健康委员会）

刘　欢（北京协和医学院马克思主义学院　人文和社会科学学院）

孙国强（北京协和医院）

李　建（北京协和医学院马克思主义学院　人文和社会科学学院）

李晓泽（北京好医典信息科技有限公司）

杨　桦（北京急救中心）

吴永浩（北京社区健康促进会）

邱五七（中国医学科学院医学信息研究所）

沈　蕾（北京市东城区社区卫生服务管理中心）

张大磊（北京鹰瞳科技发展股份有限公司）

张世红（北京市卫生健康大数据与政策研究中心）

张向东（北京市社区卫生服务管理中心）

陈　荃（中国医学科学院医学信息研究所）

陈　琦（北京社区健康促进会）

陈庆锟（中国医学科学院医学信息研究所）

胡红濮（北京协和医学院马克思主义学院　人文和社会科学学院
　　　　中国医学科学院医学信息研究所）

秦盼盼（中国医学科学院医学信息研究所）

高　星（中国医学科学院医学信息研究所）

琚文胜（北京市卫生健康大数据与政策研究中心）

谢莉琴（中国医学科学院医学信息研究所）

雷行云（中国医学科学院医学信息研究所）

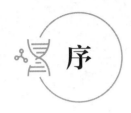

# 序

　　基层卫生机构作为我国分布最广、服务人群最多的卫生健康机构，承担着基本公共卫生、基本医疗服务、疫情防控等诸多重任，是广大人民群众的健康"守门人"。2023年中共中央办公厅、国务院办公厅印发了《关于进一步完善医疗卫生服务体系的意见》，强调发挥信息技术支撑作用，加快推进物联网、人工智能、云计算等在基层医疗卫生领域中的应用，提升基层服务能力。《2024年国务院政府工作报告》中指出，要提高医疗卫生服务能力，以患者为中心改善医疗服务，着眼推进分级诊疗，引导优质医疗资源下沉基层，加强医疗服务协同联动。党中央高度重视人民群众的健康水平，根据健康中国建设、积极应对人口老龄化、常态化疫情防控等重点工作的要求，对基层卫生机构的服务能力和服务效率提出了新要求。

　　近年来，大数据、人工智能和区块链等前沿技术的快速发展成为提升基层卫生机构疫情防控、辅助诊断、药物循证、智能慢性病管理等多方面能力的动力引擎，为基层卫生体系智慧化发展注入新的活力，成为培育和发展基层医疗卫生的重要引擎和发力点。因此，应着眼于新时代基层卫生改革发展的机遇和需求，以新技术、新理念、新方法为引领，大力推动智慧基层卫生体系建设，加快完善智慧基层卫生体系技术支撑，不断提升基层卫生服务能力，推进我国基层卫生事业高质量发展，更好地保障人民健康。

　　基层卫生辅助决策支持系统以数据、知识和模型等循证决策资源为核心要素，为辅助基层医务人员和管理人员提供了一种智能化水平高、专业性强、科学有效的决策工具。循证决策资源的建设是科学决策的基础，既需要整合个人健康、疾病、运动、饮食等全生命周期的各类健康数据，研究构建一体化基层卫生服务数据中心，又需要利用人工智能等技术深度挖掘数据的内在联系，研究构建规范、专业的基层卫生服务知识体系和面向各种健康服务的决策分析模型。系统开展基层卫生辅助决策支持系统理论体系及实践应用的研究，对提高基层医务人员的决策水平和工作效率，提升基层卫生服务质量具有重要指导意义。

　　本书由中国医学科学院北京协和医学院马克思主义学院 人文和社会科学学院、中国医学科学院医学信息研究所胡红濮研究员团队牵头，国家卫生健康委员会、北京协和医院、北京市卫生健康大数据与政策研究中心、北京急救中心、北京社区健康促进会、北京市东城区社区卫生服务管理中心等单位的专家学者共同参与编写，编者既有长期从事全民健康信息化、基层卫生信息化研究的科研人员，又有从事公共卫生、临床诊疗、基层卫生、卫生健康信息化工作的专业技术人员，并选取了促进党建和业务融合发展的案例，充分保障了全书内容的科学性、前瞻性、可用性和方向性。

　　本书紧密结合基层卫生业务实际需求，系统阐释了基层卫生辅助决策支持系统建设的理论体系，围绕辅助诊疗、风险评估、健康管理、双向转诊等典型场景介绍了专业知识库的构建方法，并结合试点应用提出了基层卫生辅助决策支持系统的应用前景和发展建议。本书的出版将为我国基层卫生服务数字化、智能化发展提供新的思路和路径，为基层卫生信息化建设者、管理者以及从业人员决策支持系统建设和应用提供有益的指导和启发。我们相信，随着人工智能技术的不断发展以及对基层卫生业务的深度赋能，基层卫生辅助决策支持系统将为我国基层医疗卫生健康事业的智能化发展提供更强大的支持。

姚建红

中国医学科学院北京协和医学院

2024 年 5 月

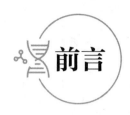 前言

合理的分级诊疗模式是深化医药卫生体制改革，缓解"看病难、看病贵"的重要举措。《关于推进分级诊疗制度建设的指导意见》提出，到 2020 年基本建立"基层首诊、双向转诊、急慢分治、上下联动"的分级诊疗模式。《深化医药卫生体制改革 2019 年重点工作任务》再次强调，明确不同级别和类别医疗机构的职责和功能定位，建立分工协作机制，促进分级诊疗，促进优质医疗资源下沉。《"十三五"全国人口健康信息化发展规划》中提出：通过引入成熟度较高且适应基层医疗机构的智能诊断系统，提升基层服务能力和医务水平，逐步实现首诊在基层、大病去医院、康复回社区的新型医疗秩序，为推动分级诊疗制度落地奠定坚实基础。

卫生决策支持系统是卫生信息系统发展的高级阶段，既可以辅助管理者科学制定卫生政策、合理配置卫生资源，又有助于临床医生做出准确的诊断和选择有效的治疗方案。决策支持系统在行政管理、公共卫生和大型医院层面取得了一定成效，但面向基层的管理和临床决策支持系统还在探索阶段，亟须建立一套集常见疾病辅助诊断、临床用药指导及差错预警、临床知识查询、在线培训等功能于一体的基层卫生辅助决策支持系统，为提升基层卫生服务能力、强化基层卫生管理提供强有力的工具。本书在研究医疗卫生大数据整合方法的基础之上，研发基层卫生辅助决策支持系统，借助信息技术提升基层人员的诊疗质量，增强基层卫生服务能力，促进基层首诊，助力分级诊疗制度落地。

本书内容分为理论方法和实证两大部分。第一部分立足于近年来的相关政策文件，根据分级诊疗的核心内涵（基层首诊和双向转诊等），结合基层业务领域需求，明确了信息技术应着力于辅助诊疗、风险评估、健康管理、双向转诊等关键环节，并研究了如何通过引入以知识驱动为核心的基层卫生辅助决策支持系统，提升基层服务能力，落实基层首诊和双向转诊的实现模式。基于对以上模式的分析，本书完成了分级诊疗下基层卫生辅助决策支持系统的宏观设计。该系统从下到上依次为数据层、知识集成层、功能层、业务层、表现层和用户层，其中数据层基于 SOA 架构、本体、等级分类三个层面一体化医疗卫生大数据的整合方案，实现了与基层医疗机构、大数据中心、医学影像、远程心电、检查检验、医疗服务、公共卫生、医疗保障、区域卫生平台等的医疗数据集成，为基层卫生辅助决策支持系统的运行奠定了良好的数据基础。

知识集成层是架构的核心，基于智能知识库系统实现诊疗知识、转诊规则与基层业务的有机融合。五类智能知识库分别是疾病诊疗知识库、药物循证知识库、健康教育知识库、双向转诊知识库、医疗卫生资源知识库。疾病诊疗知识库包括风险因子、疾病症状、

症状与疾病的关联规则、疾病的详细描述、检查检验、鉴别诊断等，其中症状与疾病的关联规则是辅助诊断的核心内容。药物循证知识库主要提供辅助用药决策、处方检验、最佳用药建议、用药管理，其中最佳用药建议基于大量专业证据的同时，结合临床经验和患者的身体状况，筛选最适合患者的药品。健康教育知识库包括营养膳食、有氧运动、戒烟限酒、心理减压、中医调摄、药物指导、疾病照护、康复管理八类健康教育处方。双向转诊知识库重点完成了双向转诊标准的结构化，把转诊规则转化为计算机可以自动识别的标准。医疗卫生资源知识库用于挖掘医疗机构转诊行为、患者就医行为的特点，目的在于优化医疗卫生资源的纵向和横向配置。

第二部分是基于上述研究设计和研发的基层卫生辅助决策支持系统。主要模块包括辅助诊疗、风险评估、健康管理、双向转诊、知识提升和辅助管理。辅助诊疗模块包括辅助诊断与辅助治疗，其中辅助诊断包括相关症状描述、体格检查提示、疑似诊断参考、异常指标预警、疾病知识参考、疾病描述生成；辅助治疗包括综合用药指导、异常用药提醒、相关案例参考。风险评估模块包括风险因子监测、病情走势分析、并发症预警。健康管理模块包括健康检查提示、健康状况分析、健康状况评估、健康知识推送、综合干预，其中综合干预集成了八类健康处方的内容。双向转诊模块包括急重疾病、并发症患者识别、转诊情况查看。知识提升模块包括专家互动咨询、全科医学培训、科研方案指导、知识查询和智能问答。辅助管理模块包括就医分析和疾病分析等。

为保证系统的科学性、合理性和实用性，智慧基层医疗卫生服务研究团队联合北京社区健康促进会、北京市东城区社区卫生服务管理中心，开展试点应用，以智慧健康教育处方为载体，集成基层卫生辅助决策支持系统的核心内容，探索实现决策支持系统与基层场景深度融合所需的配套政策，包括探讨知识更新迭代机制，完善基层卫生辅助决策支持系统；加大数据利用的深度和广度，提升决策支持的科学性和合理性；加大对基层卫生辅助决策支持系统的研发力度，推进部署与应用；依托基层卫生辅助决策支持系统，创新基层卫生服务模式等。

本书的特色在于：一是设计了基于信息技术促进分级诊疗良性运行的具体实施模式；二是构建了知识图谱、知识网络，梳理了诊疗规则，构建了智能知识库系统，并基于智能知识库系统设计和研发了基层卫生辅助决策支持系统；三是开展了试点应用，为运行机制和配套政策的研究提供依据。

本书的编写得到了全国哲学社会科学工作办公室、世界卫生组织驻华代表处、国家卫生健康委员会、中国医学科学院、北京市卫生健康委员会等机构的大力支持和帮助，在此表示由衷的感谢！由于卫生事业和信息技术的高速发展，本书有未尽和不足之处在所难免，恳请广大读者和同仁提出宝贵意见，为我国基层卫生辅助决策支持系统的发展共同努力。

编者

2024 年 5 月

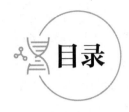

# 目录

**第四章**
**实证研究** ……………………………………………………… 85

# 第一章

# 基于信息技术的分级诊疗实现模式设计

# 第一节　分级诊疗信息支撑体系

## 一、分级诊疗的主要政策

实施分级诊疗制度，以促进基本医疗卫生服务公平性和可及性为目标，以引导优质医疗资源下沉、建立不同级别医疗机构间分工协作模式、提升基层医疗服务能力为重点。自 2009 年《关于深化医药卫生体制改革的意见》中提出逐步实现社区首诊、分级医疗和双向转诊以来，国家出台了一系列政策，不断推进完善分级诊疗制度。2015 年国务院办公厅印发的《关于推进分级诊疗制度建设的指导意见》中，提出了构建"基层首诊、双向转诊、急慢分治、上下联动"的分级诊疗模式，并强调通过保基本、建机制、强基层的方式，引导常见病、多发病、慢性病等诊疗行为下沉到基层医疗卫生机构。2016 年党中央、国务院在全国卫生与健康大会上提出了新形势下党的卫生与健康工作方针，把以基层为重点摆在突出位置。要大力推进我国基本医疗卫生制度建设，特别是分级诊疗制度。分级诊疗制度的构建是我国深化医药卫生体制改革的重要基础保障，也是提供全面健康和卫生服务质量的根本策略，更是"十三五"期间卫生健康事业发展的重中之重。2018 年国家卫生健康委与国家中医药管理局联合印发《关于进一步做好分级诊疗制度建设有关重点工作的通知》（国卫医发〔2018〕28 号），强调要加快推进信息化建设，加快实现医疗资源上下贯通、信息互通共享、业务高效协同，便捷开展预约诊疗、双向转诊、远程医疗等服务，推进"基层检查、上级诊断"，推动构建有序的分级诊疗格局。2019 年，国务院办公厅印发《深化医药卫生体制改革 2019 年重点工作任务》，再次强调明确不同级别和类别医疗机构的职责和功能定位，建立分工协作机制，促进分级诊疗，促进优质医疗资源下沉。分级诊疗相关政策文件汇总见表 1-1。

表 1-1　分级诊疗相关政策文件

| 年份 | 文件 | 发文机构 | 主要内容 |
|---|---|---|---|
| 2009 | 《关于深化医药卫生体制改革的意见》 | 中共中央国务院 | 提出逐步实现社区首诊、分级医疗和双向转诊 |
| 2015 | 《关于推进分级诊疗制度建设的指导意见》 | 国务院办公厅 | 提出构建"基层首诊、双向转诊、急慢分治、上下联动"的分级诊疗模式 |
| 2016 | 《关于推进分级诊疗试点工作的通知》 | 国家卫生和计划生育委员会 | 进一步提升基层服务能力；大力推进家庭医生签约服务；探索组建医疗联合体；科学实施急慢分治；加快推进医疗卫生信息化建设，促进区域医疗资源共享 |
| | 《"健康中国2030"规划纲要》 | 中共中央国务院 | 建立专业公共卫生机构、综合和专科医院、基层医疗卫生机构"三位一体"的重大疾病防控机制 |

续表

| 年份 | 文件 | 发文机构 | 主要内容 |
|---|---|---|---|
| | 《"十三五"卫生与健康规划》 | 国务院 | 将实行分级诊疗作为"十三五"主要任务之一 |
| 2017 | 《关于开展医疗联合体建设试点工作的指导意见》 | 国家卫生和计划生育委员会 | 明确建立不同级别、不同类别医疗机构间目标明确、权责清晰的分工协作模式 |
| | 《中国防治慢性病中长期规划（2017—2025年）》 | 国务院办公厅 | 优先将慢性病患者纳入家庭医生签约服务范围，健全治疗-康复-长期护理服务链，鼓励并逐步规范常见病、多发病患者首先到基层医疗卫生机构就诊 |
| | 《2017年国务院政府工作报告》 | 国务院 | 全面启动多种形式的医疗联合体建设 |
| | 《关于推进医疗联合体建设和发展的指导意见》 | 国务院办公厅 | 对各地推进医联体建设和发展进行指导 |
| 2018 | 《关于进一步做好分级诊疗制度建设有关重点工作的通知》 | 国家卫生健康委员会 | 提到进一步推进分级诊疗制度建设的几项重点工作 |
| 2019 | 《深化医药卫生体制改革2019年重点工作任务》 | 国务院办公厅 | 明确不同级别和类别医疗机构的职责和功能定位，建立分工协作机制，促进分级诊疗；指导地方有序发展"互联网+医疗健康"服务 |

## 二、分级诊疗信息支撑体系框架

分级诊疗制度推进的信息需求包括医疗协同、业务监管、辅助决策。其中医疗协同主要包括双向转诊、远程医疗、多部门系统支撑；业务监管主要包括资源管理、服务监管、业务监管；辅助决策主要包括业务决策和管理决策的基层卫生辅助决策系统及相应的配套智能知识库系统（图1-1）。

### （一）基础设施

基础设施包括网络、机房、硬件及系统软件等基础设施，是分级诊疗信息化的基础支撑。分级诊疗服务体系涉及不同级别及类型医疗机构间的分工协作，存在大量的业务协同和信息共享，因此需要建立连接区域广泛、传输速度快的网络体系以及相应的存储条件。

### （二）数据资源

分级诊疗数据资源是业务应用和管理决策的基础，主要包括以下数据库。

1. **电子健康档案数据库**　居民的各项生命指标、免疫接种史、疾病史、健康体检情况都集成在电子健康档案中，为不同级别医疗机构之间的协同服务和患者的连续性健康管理提供技术支撑。

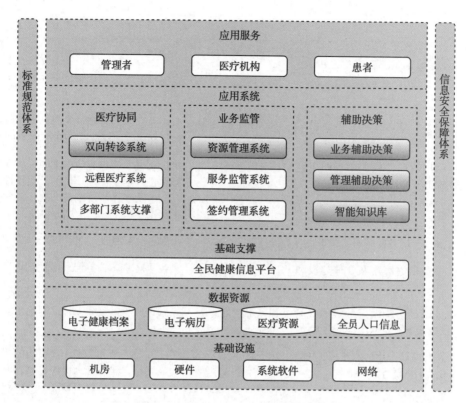

图 1-1 分级诊疗信息支撑体系的主体框架

2. **电子病历数据库** 不同医疗机构中丰富的医疗信息资源可以通过标准化、数据互操作等技术实现与区域医疗的一体化发展。

3. **医疗资源库** 完整准确的医疗机构和医务人员基本信息，可以为患者就医选择提供便利，并可以促进全科医生与专家之间的交流与互动。

4. **全员人口信息库** 人口数据库可用于分析处理人口数量，研究人口的空间、时间分布和发展趋势，以及为人口的计划发展、劳动力资源的合理利用、人口的地域移动与城镇人口集聚及城市化发展趋势分析、制定人口政策、解决人口问题、拟定人口管理方案等提供决策咨询。

## （三）应用支撑

全民健康信息平台是开展分级诊疗的信息支撑平台。我国在全民健康信息平台已开展了多年的建设，取得了显著的效果，因此分级诊疗制度可以利用现有的信息化建设成果，实现电子健康档案库、电子病历库和区域内医院信息系统的实时共享与互联，建立各级医疗机构之间的便捷转诊平台及医院信息共享平台，实现基层卫生服务机构与大医院双向转诊记录的交换与共享。

在分级诊疗服务体系中，居民会在不同级别、不同类型的医疗卫生机构中获取预防保健、疾病治疗、康复护理等服务。为实现对居民全生命周期的连续性健康服务，需要在全民健康信息平台中通过统一的身份标识，将分散在各个医疗卫生机构的健康信息进行有效整合，以此建立主索引，实现相关信息的采集、存储、调用和共享，实现健康医疗数据在不同区域和机构之间的联通和共享，促进医疗资源的合理调配和协同利用。

### （四）应用系统

分级诊疗重在实现不同机构之间的分工协作和信息共享，其建设所依托的信息系统主要分为医疗协同、业务监管、辅助决策等方面。

**1．医疗协同**

（1）双向转诊系统：双向转诊主要存在于具有转诊协议关系的医院之间，主要由上级医院统一建设双向转诊系统，与上级医院形成紧密型医联体的下级医院和社区卫生服务中心通过该系统实现转诊数据共享和诊疗活动协同。

（2）远程医疗系统：选择区域内大型综合医院或专科医院为远程会诊（检验）中心，利用远程医疗技术为基层医疗卫生机构提供有效的技术支撑，更加充分地整合利用优势医疗资源。

（3）多部门系统支撑：建立多部门协同配合的可持续机制，通过区域全民健康信息平台与其他部门进行数据实时共享，逐渐积累区域内居民在不同医疗机构和其他与健康有关机构就诊或活动的健康医疗大数据，比如保健、预防、治疗、康复、体育活动等不同类型和不同层次的健康医疗数据，从而实现健康医疗大数据的连续性、完整性和可获得性，实现多领域信息系统的互联互通，利用信息化手段促进分级诊疗制度的落实。

**2．业务监管**

（1）资源管理系统：为了实现对区域医疗协同服务的有效监管，行政管理人员需要利用信息化工具进行监督管理、绩效考核、资源分配等工作。此外，面向医师、护士、医疗机构开放线上查询、线上办公、电子政务相关服务，提高审批管理效率，实现惠民、惠医、惠政。

（2）服务监管系统：其主要功能是对双向转诊、远程医疗、家庭医生签约、慢性病管理等业务实施动态监督和有效管理。

（3）签约管理系统：签约管理系统可实现家庭医生签约、变更、续约以及解约服务，签约居民通过家庭医生优先转诊至适宜的医疗机构，接诊医生通过电子转诊单掌握患者病情，患者根据相关政策享受医保费用的减免。

**3．辅助决策**

（1）业务辅助支持系统：基层卫生服务人员以信息技术为支撑，以临床知识库为基础，辅助临床诊断、规范用药行为、避免医疗差错，以解决目前现有的基层医疗卫生服务人员诊断治疗能力不足、对疾病诊断经验缺乏等问题。一方面提高基层医疗卫生机构对于多发病、常见病的诊疗水平，另一方面降低由基层首诊带来的危重症患者、疑难杂症患者漏诊、误诊等问题发生的可能性。

（2）面向管理者的决策支持系统：实现大多数卫生信息系统的综合查询和统计分析等

决策支持功能，优化医疗卫生资源的纵向和横向配置，促进分级诊疗的监督管理，及时获取各级医疗机构转诊数量、转诊质量、转诊患者满意度、签约项目完成的综合情况等指标，促进双向转诊的有序实施。

（3）智能知识库：结合当前基层医疗卫生服务机构的诊疗流程，分析基于大数据的智能知识库应用场景。综合临床指南、专家智慧和大样本电子病历数据，提供以知识为驱动的决策支持服务，为分级诊疗制度的顺利开展提供知识依据。

## （五）应用服务

应用服务是分级诊疗医疗健康信息支撑体系的最终体现，也是连接服务与公众的直接窗口。对于行政管理机构，其可以有效协调配置医疗资源，提高医疗服务的效果和质量，实现人民群众得实惠的目标。对于医疗机构，其基于应用服务的功能特点和优势，可以为下级医疗机构预留号源，优先转诊和挂号。患者在分级诊疗信息化的支撑下，可以通过远程医疗等技术方式，享受到优质三甲医院的医疗资源，疑难杂症可以实现实时会诊，可以利用应用服务功能方便地掌握分级诊疗服务流程，提高看病就医的效率。同时，医疗服务部门可以利用信息技术将分级诊疗服务快速传递到患者手中，进一步优化患者的就医体验，在缓解医患矛盾方面有效体现其价值。互联网医疗 APP 则可以为分级诊疗制度的开展提供一个切入点，引导和方便患者熟悉分级诊疗全过程，增强医患之间的沟通和患者的健康管理。

## （六）标准规范体系

标准规范体系为在分级诊疗协同管理中实现数据的集成与共享提供支撑，主要包括以下几类标准。

1. **基础类标准**　人口健康信息化建设中普遍遵循，带有全局性，涉及卫生信息标准化的总体需求以及标准化的基本原则、理论和方法的相关标准，一般是一组由国际组织、国家或行业颁布的标准。

2. **数据类标准**　全民健康信息采集、表达、处理与传输过程涉及的相关标准。

3. **技术类标准**　卫生机构信息系统建设涉及的相关标准。

4. **管理类标准**　标准的研制、执行过程，信息工程检查、验收设计的相关标准，是主要用于项目实施和维护的一组规范。

## （七）信息安全保障体系

分级诊疗中的医疗信息安全和隐私保护主要分为政策监管和技术实现。政策监管方面，根据有关政策文件，逐步完成分级诊疗相关系统、平台的信息安全等级保护定级备案、建设整改和等级测评等工作，建立信息安全等级保护工作长效机制，以及对涉及个人电子健康信息的隐私保护问题、使用权限和分级管理问题作出规定。技术实现方面，在分级诊疗所涉及的信息共享与互操作中，采用国内目前比较成熟的电子认证技术、电子签名技术来保证数据的安全使用。

## 第二节　基层卫生辅助决策支持系统的政策与应用

　　基层卫生辅助决策支持围绕基层的服务特点，在基层诊疗决策的关键环节提供知识服务，包含诊断前的患者分类，诊断中的异常指标提醒、用药提醒以及转诊提示，诊断后的随访提示等。通过信息技术在诊疗、健康管理、卫生决策多维度多层面为基层医生、居民和卫生行政管理者提供切实可行的决策参考，提升基层卫生服务能力。以基层首诊为核心，促进我国分级诊疗制度的良性运行。因此，本节以分级诊疗的核心内涵为切入点，从基层首诊和双向转诊出发，对辅助决策（业务辅助决策、管理辅助决策、智能知识库）的政策、现状、需求进行详尽的分析与讨论。

### 一、基层卫生辅助决策支持系统的政策演变

　　早在 2006 年 12 月，《国家人口计生委关于印发〈全国"十一五"人口和计划生育事业发展规划〉的通知》中就提出，深化统计改革，推进人口信息化建设，加快国家和省级人口宏观管理与决策信息系统建设，建立形成人口发展领域的决策支持体系框架，为科学的管理决策提供必要保障。

　　2008—2012 年，推进基层卫生服务机构基础设施以及电子健康档案等数据资源建设与共享成为基层卫生辅助决策支持系统建设的重点。2012 年，国家发展改革委办公厅联合卫生部办公厅印发了《关于印发基层医疗卫生机构管理信息系统建设项目指导意见的通知》，提出充分利用信息系统优势，通过对医疗流程的标准化界定，严格规范电子处方、病历模板、临床路径、知识库辅助和远程医疗等，规范诊疗行为，全面提高基层医疗卫生服务质量、水平和规范性。

　　2013—2015 年，围绕区域业务协同以及区域卫生信息平台建设需求，基层医疗卫生机构信息化建设快速发展，大部分地区开展了以省为单位建立涵盖基本药物供应使用、居民健康管理、基本医疗服务、绩效考核等功能的基层医疗卫生信息系统。

　　2016 年至今，促进优质医疗资源纵向流动，构建人口健康大数据应用体系，推动临床医学决策支持系统的应用被提升至国家战略高度。我国发布的政策包括《国务院办公厅关于促进和规范健康医疗大数据应用发展的指导意见》《"十三五"全国人口健康信息化发展规划》《"十三五"卫生与健康科技创新专项规划》等一系列规划。基层卫生信息系统作为信息体系的网底，提升其对业务协同的支撑以及辅助决策能力成为当前我国分级诊疗制度推进的核心任务。如《"十三五"全国人口健康信息化发展规划》中明确提出：通过引入成熟度较高且适应基层医疗机构的智能诊断系统，并与基层卫生信息系统集成应用，切实提升基层服务能力和医务水平，逐步实现首诊在基层、大病去医院、康复回社区的新型医疗秩序，为推动分级诊疗制度落地奠定坚实基础。

## 二、基层卫生辅助决策支持系统的应用

智能化应用是基层卫生信息化发展到一定程度的产物，是以数据为基础，以信息技术为工具，以辅助基层决策为目的的高端应用。各地对智能化应用展开了积极的探索。

安徽省通过电子处方集，结合不同人群的性别、年龄、疾病史等人口特征信息，为基层医生自动推荐常用药组合，控制基层地区激素用量，提高合理用药水平。同时，该系统提供以问题为导向的学习方式，帮助基层医生提升诊疗水平。北京市丰台区方庄社区卫生服务机构开发的临床辅助决策支持系统，可根据主诉词条进行海量数据的智能检索，列出可能的诊断；对于疑似的急重症患者进行特殊标识，提醒基层医生重点关注。天津市利用手机 APP 远程管理服务平台，向签约患者提供健康全程跟踪、就医提醒等服务。厦门市的智能化应用体现在便民惠民方面，统一配发的电子居民健康卡融合了医保卡、社保卡、市民健康卡、院内就诊卡、妇幼保健手册、儿童计划免疫接种本等的功能，实现了居民健康卡的跨域通用。同时，居民电子健康卡有相应的虚拟卡，即由二维码代替实体卡，不仅节约了发卡的成本，实现了线上线下一体化的身份认证服务，还能促进医疗卫生服务流程的优化，提升居民的用户体验和应用效率。上海市的智能化应用体现在能够实时掌握基层卫生服务的运行状态，内容上涵盖了战略目标、资金分配、服务人群、家医签约、慢性病管理、双向转诊、延伸处方，功能上涵盖了预算管理、趋势分析、过程控制、费用管理、缺陷管理和 KPI 评价。通过基层云平台，大到战略目标，小到患者的血压值，每一处都在用数据说话并辅以图形化的展示。一旦出现异常情况，便能及时捕获，为卫生行政管理者在宏观和微观层面了解和监测基层卫生服务运行情况提供科学的数据支撑。同时，上海"1+1+1"云平台的费用控制和流向分析功能还能实时监控基层诊疗费用增长、分析就医流向，为行政管理者规范医疗行为、配置卫生资源提供数据支撑。浙江省结合医联体、医共体建设，省级医院开发的智能辅助诊断系统和影像诊断系统，已经能帮助基层提高诊疗能力和健康管理水平。四川省提出了一种基于医院大数据的为基层医疗机构诊疗决策提供支持的创新模式，利用人工智能和深度学习等技术，进一步优化其区域全民健康信息平台的决策支持功能，针对区域内由三级医院电子病历形成的健康医疗数据进行匹配和分析，归纳总结疾病诊断的结果和治疗建议。同时，通过区域全民健康信息平台的互联互通，将疾病诊疗的决策信息传递给基层医务人员，辅助其开展基本医疗服务，并通过远程教学等形式进行指导和提供在线学习。

## 三、存在的问题

卫生决策支持系统是卫生信息系统发展的高级阶段，不仅能辅助临床医生做出精准化的医疗诊断、制定个性化的治疗方案，而且能为卫生健康管理者制定行业政策、动态配置卫生健康资源提供科学支撑。决策支持系统在卫生行政、公共卫生和大型医院已有了部分应用，并取得了一定成效，但基层卫生辅助决策支持系统还处在探索阶段，新兴信息技术

在基层卫生中的创新应用不深，面向基层的管理和临床决策支持系统还在探索阶段。主要表现在以下几方面。

1. **基层卫生信息系统业务辅助决策功能不足** 基层卫生信息系统未能实现常见疾病辅助诊断、临床用药指导及差错预警、临床知识查询、在线培训等功能。

2. **知识的自动关联、决策支持推理等技术的利用率不高** 基层卫生信息系统尚不能根据临床知识的特点确定相应的推理方式，使知识库真正转变为能够直接应用的工具。便捷、准确的"智能辅助诊疗系统"和"管理辅助决策工具"仍未出现。权威的知识资源、丰富的专家经验等优质资源还未下沉到基层；基层医生和管理者普遍缺少有力的工具。

3. **面向基层管理的决策支持较为缺乏** 卫生行政管理部门对各个基层卫生服务机构的转诊情况、服务情况、就诊情况、疾病分布缺乏及时的了解，从医院、基层医疗机构、居民等不同角度出台的分级诊疗政策之间难以做到协调联动。

# 第三节 我国基层卫生辅助决策支持系统的总体需求分析

## 一、用户需求分析

由前文的政策和发展现状分析可以看出，当前卫生健康服务体系的发展方向不仅要注重各级医疗机构的合理分工，更要注重医疗服务过程的有效整合和衔接，要将原本碎片化的医疗服务过程有机地联系起来，从而实现全生命周期、连续化、一体化、个性化的医疗健康服务。信息技术能够支撑医疗资源的上下贯通，提升基层服务能力，促进业务高效协同。因此，基层卫生服务决策支持系统的设计应从宏观的角度出发，围绕不同参与主体的需求，设计内涵丰富、有机整合的系统。其主要用户包括基层卫生服务机构、居民、医院和卫生行政管理者等。

### （一）基层医疗卫生服务机构

基层医疗卫生服务机构作为群众健康的"第一道防线"，承担着为群众提供基本医疗服务和公共卫生服务的任务。新医改以来提倡的分级诊疗模式核心是基层医疗服务机构。第一，"基层首诊"需要基层医生提高治疗常见病、多发病和慢性病的业务水平，具备将患者留在基层的本领。第二，"双向转诊"是基于卫生健康服务需求的特点和分布，实现患者在不同级别医院以及医疗机构之间的动态转院诊疗和合理配置医疗资源，这就要求基层和三级医院间建立畅通的转诊渠道，保障危重急症患者能及时转至上级医院，病情趋于稳定的患者能回到基层康复治疗。第三，"急慢分治"需要基层医生具备及时识别危重急症的能力，根据病症严重程度分类管理患者，采取不同的诊疗措施。第四，"上下联动"要求基层和上级医院实现有效互动，确保优质医疗资源有效下沉到基层，提升基层医院的医疗技术和服务水平。

### （二）居民

居民的医疗服务需求是从健康管理、基本医疗服务、健康宣教到综合医疗服务、专科医疗服务的连续化和全生命周期的医疗服务，并不仅仅针对单一的医疗机构。居民可以利用按时段预约转诊服务，合理安排时间，有针对性地到合理的医疗机构进行诊疗活动；也可以利用远程医疗系统实时与不同领域的医疗专家进行疾病的沟通；也能通过检查检验结果的开放共享，实现足不出户就了解到病情的诊断详情；更能在社区接受上级医疗机构的健康指导和慢性病管理。

### （三）医院

不同医疗机构可以充分发挥其医疗资源优势，高效地开展诊疗活动，避免出现"大专家看小病、小医院治大病"的医疗资源错配现象。同时，大医院也希望能以先进的信息技术为支撑，对基层医疗卫生机构进行业务指导、人员培训，通过合作模式提高基层的服务能力和水平，实现互助共赢。

### （四）卫生行政管理者

管理决策活动逐渐由传统的经验主义决策转向以数据分析为驱动的循证决策，医疗领域也不例外。传统的基层医疗卫生机构管理者仅仅依靠简单的数据堆砌和报表统计对基层医疗卫生资源进行配置和管理，这远远无法适应现在快速多变的信息社会，因此基层医疗卫生管理者需要更加全面、精准、灵活、实时、动态的数据分析来支撑其管理活动。

## 二、业务需求分析

分级诊疗的执行主体在上级医疗机构和基层医疗卫生机构，本部分将重点分析涉及基层医疗卫生机构的分级诊疗业务，其主要业务领域包括基本医疗、基本公共卫生服务和卫生管理。根据前述政策分析和用户分析，将与分级诊疗密切相关的业务需求进行梳理，总结出五项基本的业务需求。

### （一）提升基层医生的疾病诊疗能力

当前，我国基层医生（尤其是基层卫生机构的全科医生）数量不足，医疗服务能力也有待提高。与专科医生相比，基层全科医生呈现学历层次低、规范化培训少、医疗技能不足等特点；同时，我国多数基层全科医生是由专科医院经过简单的全科培训转岗而来，这导致其在其他专科领域存在知识短板。全科医生的规范化培训需要至少3年时间，短期培训的数量与实际健康需求仍有较大的差距，因此提升基层全科医生的诊疗能力是关键。基层卫生决策支持系统可根据患者的症状和检查结果，协助基层全科医生进行鉴别诊断和选择有针对性的治疗，提高慢性病等常见疾病诊疗的准确性；同时也可协助全科医生对危重症患者和疑难杂症患者准确转诊，减少病情的延误。针对部分医生在妇产科、儿科及外科等疾病诊疗方面的短板，基层卫生决策支持系统也能弥补相应的不足。其中，决策支持系统知识库能否尽可能全面地覆盖基层门诊常见的疾病谱，能否进行合理推断并提供诊断排序是关键。

## （二）帮助基层医生参与多种共存病的管理

慢性病共存是指患者同时患有 2 种或 2 种以上慢性病。目前我国患多种慢性病的人数逐年增加，多种慢性病共存使患者的病死率和再住院率较高，可严重降低患者的生活质量，并增加医疗花费。基层卫生机构门诊患者以老年人居多，他们常常患有多种慢性病，而且这些疾病多并发出现、相互影响。基于健康医疗大数据中的相关医学知识，基层卫生辅助决策支持系统可以帮助医生总结、归纳、分析慢性病共存患者的患病数目、病种及不同疾病的组合情况，定期提醒医生应重点关注哪些相关监测指标，及时提醒可能出现的并发症，有助于基层医生在诊疗和管理过程中正确评估患者的患病状况，同时提供多元化的适宜的干预措施，改善多种慢性病共存所带来的不良结局，提高患者的生活质量。

## （三）提示人群高危因素及指导疾病筛查

高危因素可增加人群患某些疾病的风险，很多高危因素如果能及时发现并进行相应干预，可改善疾病结局和患者预后，包括吸烟、运动减少、高盐高脂饮食、肥胖、血压升高、血脂升高等。基层卫生辅助决策支持系统通过疾病风险预测模型及时向医生提示患者的高危因素以及提醒未来可能患某种疾病的风险，帮助其为患者提供有效的健康建议或相应的干预方案。此外，基层卫生辅助决策支持系统还能根据患者高危因素的情况，帮助基层医生指导高危人群进行相应的筛查，如糖尿病、高血压等筛查。

## （四）优化转诊模式

双向转诊的有效运行是分级诊疗成功的一个重要标志，基层医生是社区患者双向转诊的执行者和管理者。调查显示，当前基层医生转诊患者的主要原因包括疾病确诊后需要上级医疗机构或专科处理、患者病情加重、基层药品限制等，而基层医生决定患者转诊去向主要基于医生的建议和患者的意见。从转诊模式来看，基层卫生辅助决策支持系统可以在以下几方面发挥作用：①根据患者的临床数据和需求，帮助医生制定转诊决策，确定转诊依据、是否转诊以及转诊去向。②提供信息传递、转诊协调，并提醒转诊后随访。③转诊质量管理，包括分析转诊的合理性和进行转诊数据的统计。基层卫生辅助决策支持系统可帮助基层医生进行转诊，将促使基层医生的转诊决策更加科学适宜，避免出现"转了就行""转完之后不再管"等情况。

### （五）促进基层医生自我学习

医生需要保持不断的学习和更新。基层医生涉及的知识较为广泛，因此更加需要根据临床所遇到的问题来进行针对性的自我学习。目前基层医生主要的学习方式为参加继续医学教育活动，如培训班、学术讲座、网络授课。在内容上，这些继续医学教育活动很难满足全科医生在临床工作中的需求；在主观能动性上，部分医生缺乏主动学习的意识，而是被动接受；时间和交通成本也将限制基层医生的培训和学习。基层卫生辅助决策支持系统的医学知识库包含了各种疾病诊疗相关信息，而且可以随时获得，基层医生在平时的工作中随时随地都可以通过基层卫生辅助决策支持系统中的医学知识库查询医疗知识和开展针对性的研究，并且系统可以跟踪记录医生查阅知识的相关情况，帮助医生及时总结反思。总体来说，基层卫生辅助决策支持系统把学习的理念分成了两类，一是通过医生不断实际运用而逐渐形成的自我知识积累；二是当医生在某个时刻意识到自我认识存在不足时，以此为契机为其提供学习机会和资源，即可以作为一种即时性学习工具。因此，基层卫生辅助决策支持系统可以在促进基层医生，特别是年轻的医生或医学生主动学习方面大有作为。

## 第四节　信息技术助力分级诊疗服务模式思路与分析

本节立足于分级诊疗工作中的实际问题，以分级诊疗信息服务模式基本理论与运行机制为切入点，利用临床指南和专家智慧构建智能知识库系统，设计基层医疗卫生机构临床辅助决策系统和区域医疗卫生资源信息管理系统的功能，一方面增强基层医疗卫生机构的服务能力，另一方面优化区域医疗卫生资源配置、整合推进区域医疗资源共享。

## 一、模式思路

根据分级诊疗的核心内涵"基层首诊、双向转诊、急慢分治、上下联动"，结合基层卫生的核心业务基本医疗、基本公共卫生、卫生管理，通过对政策、用户和业务三个层面的分析，明确信息技术应着力于辅助诊疗、风险评估、健康管理、双向转诊、辅助管理等关键的基层卫生服务业务环节（图 1-2）。通过使用疾病诊疗知识库和药物循证知识库，辅助临床诊断、规范用药行为、避免医疗差错，在一定程度上解决目前基层医疗卫生服务人员诊断治疗能力不足、对疾病的诊断经验缺乏等问题。一方面提高基层医疗卫生机构对于多发病、常见病的诊疗水平，另一方面降低由基层首诊带来的危重症患者、疑难杂症患者漏诊、误诊等问题发生的可能性。同时，卫生行政管理部门通过使用医疗卫生资源管理知识库，优化医疗卫生资源的纵向和横向配置，引导居民根据自身病情合理选择医疗机构就医。

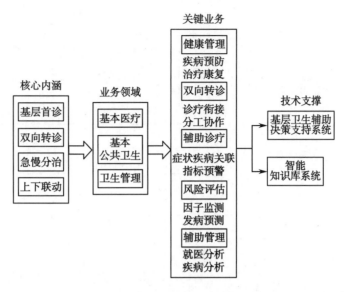

图 1-2　信息化助力分级诊疗的模式分析

通过以上措施，提升居民对基层卫生机构的信任度，吸引更多的居民主动到基层就诊，形成"通过先进技术指导—提升基层医务人员预防、医疗、康复综合健康服务能力—吸引居民主动到基层机构—完善配套政策，促进居民看病首选基层—可持续的良性运行模式"。

## 二、模式分析

基层卫生辅助决策支持系统主要从辅助诊疗和健康管理、风险评估、辅助管理三方面支撑分级诊疗制度的推行。三种服务模式包含了基层卫生辅助决策支持系统面对不同的用户，使用不同的功能，涉及不同知识库的主要情景。

### （一）辅助诊疗和健康管理服务模式

辅助诊疗和健康管理主要涵盖居民到社区卫生服务机构就诊、治疗与健康管理的过程（图 1-3）。患者就诊过程中，医生在疾病诊疗知识库的辅助下，询问患者的相关症状，进行体格检查，查看其检查结果是否有异常指标，根据异常指标参考和疾病知识参考生成疾病描述，指导患者综合用药，在药物循证知识库的辅助下提醒异常用药等。后续居民再转入基层卫生辅助决策支持系统的健康管理流程，运用药物循证知识库和疾病诊疗知识库辅助医生对其疾病进行管理，例如生活干预管理、饮食方案指导、运动处方指导、健康知识推送、个性化诊疗建议推送和随访提醒等。

### （二）风险评估服务模式

风险评估根据居民的年龄、性别、患病情况对未来疾病发展进行预测（图 1-4）。首先，基层医生在系统中录入居民的基本信息。系统按照 WHO 的年龄划分标准，将居民分

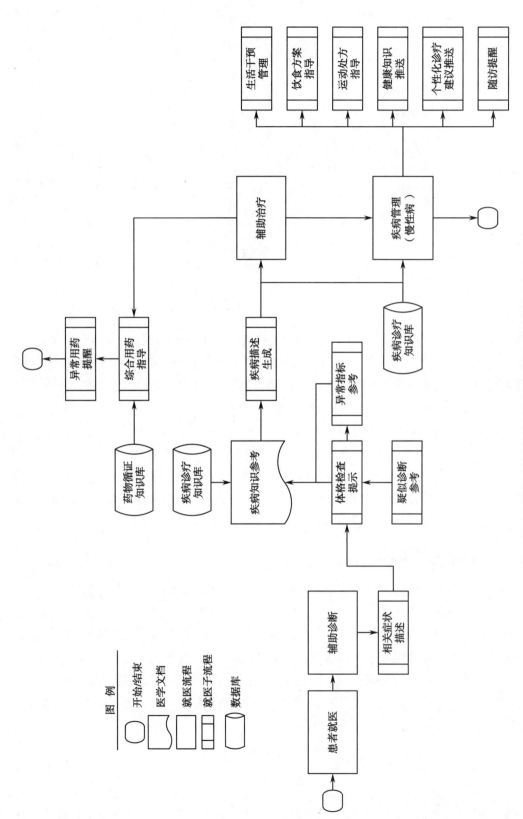

图 1-3　基层决策支持系统辅助诊疗和健康管理部分设计思路

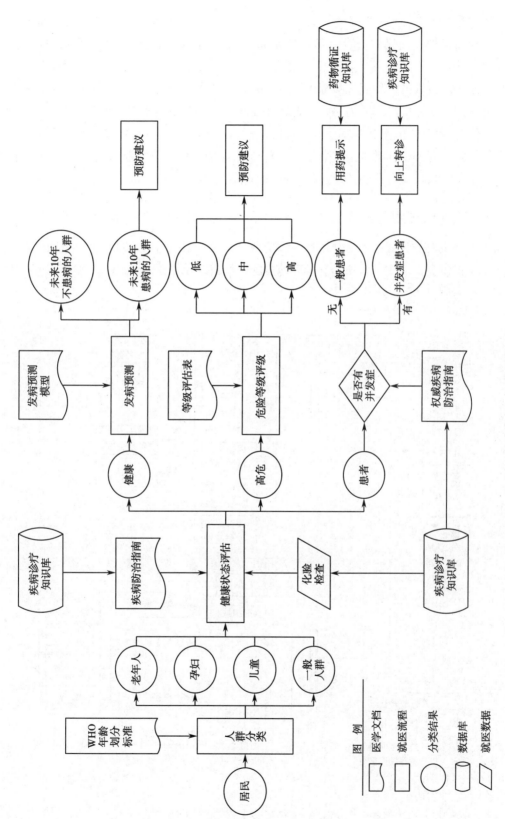

图 1-4　基层决策支持系统风险评估部分设计思路

为老年人、孕妇、儿童和一般人群。之所以划分人群，是因为不同人群的防控目标不同。其次，系统将按照权威疾病防治指南的判断标准，依据居民的化验检查结果和基本信息，将人群划分为健康、高危和患者三类健康状态。对于健康人群，预测其10年后疾病的发病概率。对于高危人群，按照危险等级评级，分为高、中、低三等。对于患者人群，系统会按照并发症的诊断标准，分为一般患者和并发症患者。对于并发症患者，系统自动提示"向上转诊"；对于一般患者，基层医生在配药时若出现配伍禁忌或用量不当，系统会自动报错。同时，对于不同类别的人群，系统自动提供相应的防治建议模板，并允许基层医生在模板上修改形成个性化的诊疗建议，推送至相应的居民。

## （三）辅助管理服务模式

辅助管理主要分为就医行为分析和疾病统计分析，为卫生行政管理者了解就医流向和疾病严重性提供数据支撑，以便科学合理地分配医疗资源（图1-5）。

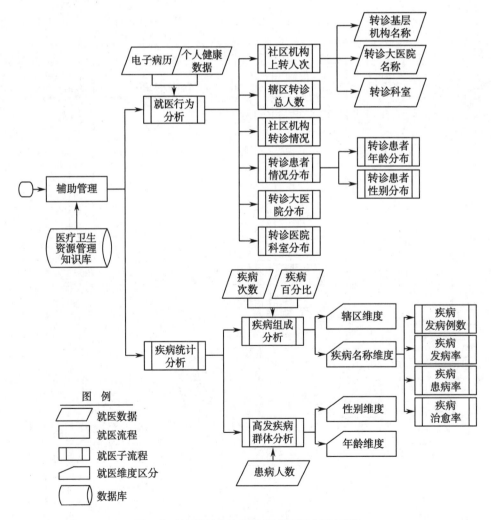

图 1-5　基层决策支持系统辅助管理部分设计思路

　　就医行为分析以电子病历、个人健康数据为基础，发现医疗机构转诊行为和患者就医行为的特点，优化医疗卫生资源的纵向和横向配置。其核心在于通过可视化的方式了解该辖区居民从基层机构转诊到上级医院的人次，涉及的指标包括该辖区的转诊人次、要求转诊的基层机构名称、转诊的大医院名称、转诊的科室。点击转诊人次的图例时，系统能显示转诊患者的详细信息。可查询该辖区的总转诊人数、某社区机构的转诊情况、转诊患者的年龄分布和性别分布、转诊上级医院的分布、转诊科室的分布，并能可视化展示。

　　疾病统计分析分为疾病组成分析和高发疾病群体分析。疾病统计分析是统计辖区内的疾病构成，并对排名前5位的疾病构成分性别、分年龄组进行顺位及对比分析。其中辖区指每个区级社管中心负责的区域。每个区级社管中心包括十几甚至几十个社区卫生服务中心（站）。只要居民在该辖区内的社区建档，都可看成是该辖区的居民。疾病组成分析是根据辖区找到居民，根据居民的疾病分组信息得到居民的所有疾病，计算疾病出现的次数，其统计维度为辖区和疾病名称。目前系统主要涉及的疾病是慢性病，以糖尿病、高血压为主。统计的指标为疾病次数、百分比；反映发病和患病水平的指标包括发病例数、发病率和患病率，反映疾病防治效果的指标主要是治愈率。高发疾病群体分析是获取辖区内疾病出现次数前五位的疾病，找到患有这些疾病的居民，对居民进行分析，分析统计维度为患者的性别及年龄，分析指标为患病人数。

# 第二章

# 智能知识库构建研究

# 第一节 知识库概述

## 一、知识库的功能

知识库是决策支持系统的重要组成部分，用于存储和管理解决问题所需的专家系统知识，知识库中拥有知识的数量和质量是衡量一个卫生决策支持系统（Health Decision Support System，HDSS）性能和问题求解能力的关键因素。智能决策支持系统的基本结构见图 2-1。

知识库作用于业务环节可提升决策支持的智能性和有效性。如在慢性病管理中引入疾病诊疗库、药物循证库，可辅助医生诊断；在双向转诊中引入转诊规则库，可规范基层医生的转诊标准和流程；在为居民提供服务的过程中引入健康教育处方库，可提供中医、营养、运动、饮食多方面的预防治疗建议；在卫生管理过程中引入医疗资源库，可帮助卫生行政人员根据转诊、诊疗信息合理分配医疗资源，实现医疗资源横向和纵向的有效配置。

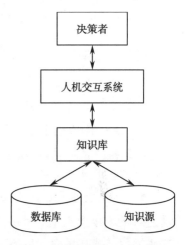

图 2-1 智能决策支持系统的基本结构

## 二、知识库构建关键技术

知识库以知识的采集、加工、组织、推理为核心，可基于领域知识对现有问题进行求解，是构建以知识为驱动的决策支持系统的基础。其关键技术包括知识获取、知识组织与表示、知识推理（图 2-2）。

### （一）知识获取

知识获取是知识库构建的基础，获取方式包括以下三种。

1. **人工移植** 通过人工对指南、教科书、科研论文和专著等知识进行识别、理解、整合、归纳，形成知识库来源的基础。与此同时，专家经验也是知识的重要来源，需要与相关领域专家多次交流，挖掘更深层次的领域知识和潜在价值，对不同形式、不同来源的知识进行梳理，形成知识库。

2. **机器学习** 基于多学科的知识，研究计算机模拟或学习人类的学习行为，使之能通过经验自动学习，获取知

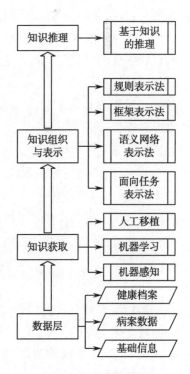

图 2-2 知识库构建流程

识，积累知识，更新知识库。在机器学习中，最重要的是如何在经验学习中自动改善算法，根据实际情况自动学习新的算法，提升机器学习的准确性和实用性。

3. **机器感知**  通过机器视觉、听觉等直接感知外部世界，输入自然信息，获取感性和理性知识。机器感知是机器学习的高级阶段，是一种理想的知识获取方式，不仅需要识别归纳、理解分析的能力，还需要多种类型软硬件的支撑，对技术的要求较高。随着人工智能和物联网技术的发展，机器感知的知识获取方式将有更大的发展空间。

## （二）知识组织与表示

知识组织与表示是将知识转化为可被计算机识别的过程。本书中用到的知识组织与表示方法主要包括基于规则、基于语义网络、基于知识图谱等表示方法。

1. **基于规则的知识表示**  规则限定了在何种特定条件下能进行下一步操作，或得出怎样的结论。基于规则的知识表示相对直观，但是随着智能化程度的提升，规则的数量和类型将不断丰富，需要投入大量的人力进行规则的更新和维护。

2. **基于框架的知识表示**  这是一种结构化知识表示方法，通过定义框架来组织和描述对象或概念的属性及关系。每个框架代表一个概念或实例，并包含多个槽（slots），这些槽用来描述该对象的不同属性或与其他对象的关系。框架可以形成层次结构，支持继承机制，使得共性的属性可以在不同框架间共享，从而有效地组织和管理复杂领域的知识。

3. **基于语义网络的知识表示**  语义网络是一种图形表示方法，其中节点代表概念或实例，边代表这些概念之间的关系。语义网络在知识的集成、共享、表达和推理方面具有很强的优势。本体是语义网络知识表示的工具之一，用于描述概念与概念之间的关系。其不仅能够全面揭示知识间的复杂关系，还能最大限度实现知识的共享和复用，在决策支持研究领域具有良好的发展前景。知识图谱是近年来随着大数据和语义网络技术的发展而兴起的一种知识表示方法。其本质上是一个大规模的语义网络，包含了实体及其之间的关系。它综合运用了图形学、知识发现、计量学等领域的方法，通过可视化的形式揭示领域知识的动态发展规律。

4. **面向任务的知识表示**  将临床指南中的预防治疗流程按照病症、诊疗方式等类型的不同划分为不同的任务，每个任务由状态、判断、决策、行为等节点组成。通过计算机自动将临床数据与这些节点进行状态匹配，执行决策和行为。面向任务的知识表示方法与临床工作流程相互融合，有利于编程人员的理解和应用。

## （三）知识推理

知识推理是从已有的知识推导或发现新的知识的过程，是知识库系统的核心功能之一。建立知识库的目标之一是有效地利用知识来解决复杂的问题。问题解决的过程本质上是知识的匹配、搜索和基于现有知识和规则的问题解决。以本体知识库为例，其推理的基本内容是从给定的知识中获取隐含知识，本体推理的基本内容是通过处理机制从显式定义和声明中提取隐含知识。利用本体推理机实现诊断推送功能，将患者的临床数据转移到本体数据库，成为本体中的一个实例，然后进行推理得到推理结果。

## 三、基于知识库的基层卫生辅助决策支持系统构建流程

### （一）知识获取

首先，应明确知识库的应用对象和需求。基层以治疗慢性病、常见病、多发病为主，肩负着为人民群众提供全方位、全生命周期健康服务的重任。这就要求知识库不仅要涵盖慢性病预防、控制、治疗和康复等方面的医学知识，还要考虑到不同类型人群的个性化差异、资源配置的合理性，从而更有效地为基层做好疾病防控和管理提供决策支持。其次，基层医疗服务虽然以慢性病、常见病的预防控制为主，但仍需要具备识别并发症或疑难杂症的能力，以便及时将危重疾病患者上转至上级医院，达到早发现、早治疗的目的。因此，知识来源应具备权威性和多元化的特点，除了来源于临床指南、文献资料、教科书，还应来源于专家经验和典型医案等。

### （二）知识组织和表示

在知识获取之后，为了确保概念的科学性和通用性，一方面应以中英文医学词表一体化医学语言系统、开放生物医学本体组织（open biomedical ontologie，OBO）、临床医学系统术语（SNOMED CT）等工具为参考，对知识进行梳理、整合，涉及知识的筛选、评估、梳理、分类和关联、关系界定、属性设置和约束限定等；另一方面，应通过知识可视化或面向过程的知识建模方式将知识表示为开发人员和计算机能够识别的语言。

本书选取糖尿病和高血压两个高发慢性病，分别以本体和面向过程表示法，建立本体库、知识图谱、诊疗模型，完成知识网络和关联规则的构建，形成包含风险因子、疾病特征、检查检验、鉴别诊断等在内的智能知识库系统。

### （三）知识推理

基层卫生辅助决策支持系统以智能知识库为基础，实现以知识为驱动的知识推理。本书根据临床知识的特点确定相应的推理方式，使知识库真正转变为直接应用的工具。推理机利用系统知识库中的知识，结合健康医疗大数据中包含的具体信息进行推理，得到相应的辅助检查、诊断结果和治疗方案，实现基于知识的推理和应用。诊疗知识、健康教育、转诊规则与各项业务功能的有机融合，通过网页、手机 APP、客户端多种形式，向卫生行政管理者、基层医护人员和社区居民提供服务。基于知识库的基层卫生辅助决策支持系统的构建流程见图 2-3。

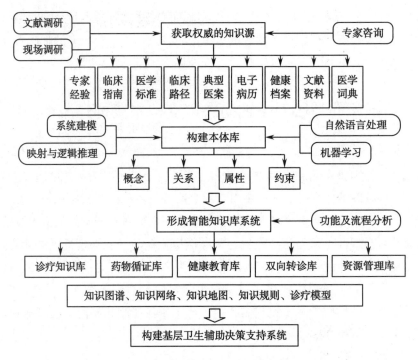

图 2-3　基于知识库的基层卫生辅助决策支持系统构建流程

# 第二节　疾病诊疗知识库

随着社会经济的发展，慢性病逐渐取代传染病成为威胁人类健康的主要疾病，且呈现"年轻化"的态势。糖尿病和高血压作为主要慢性病，是很多重大疾病的危险因素。因此，本节以高血压和糖尿病为例，阐述疾病诊疗知识库的构建思路。

## 一、糖尿病诊疗知识库

### （一）必要性分析

糖尿病是常见的慢性病，其并发症的治疗造成了很多社会和经济负担。有效的筛查和防控对于降低糖尿病的疾病负担有重要的意义。目前糖尿病的治疗方法以药物治疗为主，大部分患者忽视了运动、饮食疗法对于糖尿病治疗的重要性，且基层对于糖尿病饮食疗法的认知单一，缺乏合理的饮食规划。健康教育在基层未得到充分普及，合理的规范化糖尿病管理仍须加强。

### （二）基于本体的糖尿病诊疗知识库构建思路

**1. 知识获取**　采集权威指南、百科知识、教科书、专家经验和科研文献中的糖尿病相关知识。其中，权威指南主要指糖尿病方面的防治指南，如《中国 2 型糖尿病防治指南（2017 年版）》《中国 1 型糖尿病诊治指南（2021 版）》《中国 2 型糖尿病防治指南（基层版）》《中国糖尿病医学营养治疗指南（2013）》等。百科知识主要指糖尿病相关的科普资料和前沿知识。教科书包括糖尿病及其并发症以及流行病学教材所涉及的糖尿病病因、防治等方面的内容。专家经验来自基层全科医生和三级医院专科医生的临床实践经验，其作用一是完善糖尿病的理论知识；二是由于双向转诊的文件规定较为抽象，需要请医生结合实际，将抽象的概念转化为可观察的症状和可操作的指标。科研文献需要在 CNKI、万方、维普等中文数据库以及 PubMed、Elsevier、Ovid 等外文数据库中，以"糖尿病""诊断""进展""预防""案例分析"等为主题和关键词进行检索，梳理最新的糖尿病知识和典型的糖尿病防治案例。通过上述方式采集糖尿病知识，并通过一系列的清洗、筛选、整合，存储到数据库中。因不同人群的糖尿病预防和治疗方法有所不同，所以应结合糖尿病相关指南，针对不同人群的年龄特点、病情严重情况加以个性化管理。

**2．知识梳理和表示**

（1）概念抽取：基于语境信息和关联信息，采用领域词频统计结合专家咨询的方法，获得糖尿病的关键术语，从基层的应用需求出发，参考《中国 2 型糖尿病防治指南（2017 年版）》将糖尿病知识梳理为目标人群、预防、诊断、治疗、并发症、转诊和疾病概念 7 大类，形成糖尿病知识的框架体系。主要结果见图 2-4 至图 2-11。

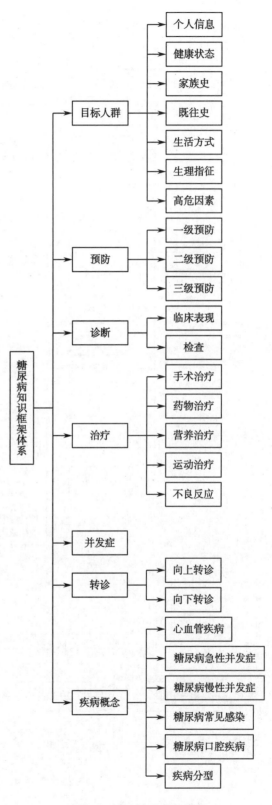

图 2-4　糖尿病知识框架体系

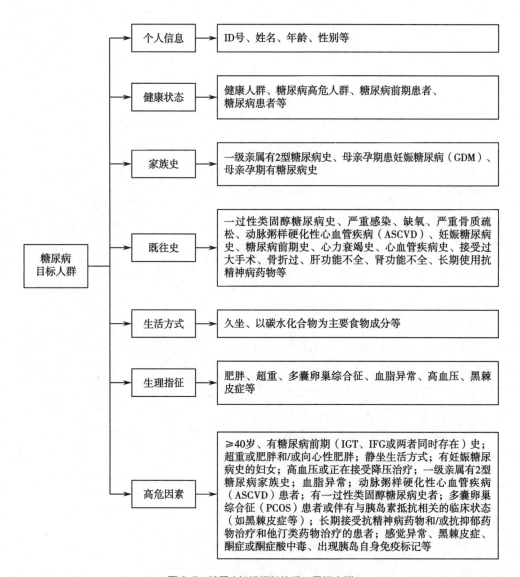

图 2-5　糖尿病知识框架体系 - 目标人群

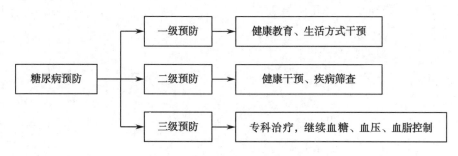

图 2-6　糖尿病知识框架体系 - 预防

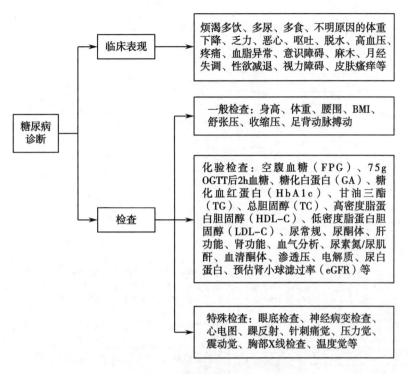

图 2-7　糖尿病知识框架体系 – 诊断

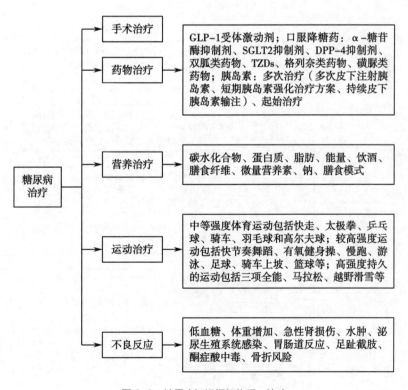

图 2-8　糖尿病知识框架体系 – 治疗

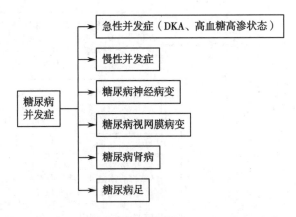

图 2-9　糖尿病知识框架体系 - 并发症

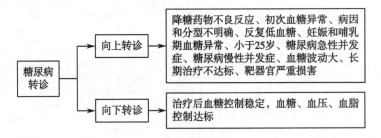

图 2-10　糖尿病知识框架体系 - 转诊

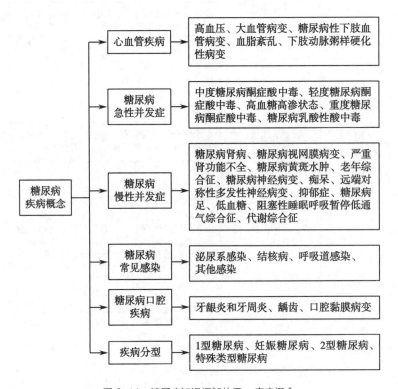

图 2-11　糖尿病知识框架体系 - 疾病概念

（2）定义类的关系：糖尿病的核心概念只有经过严密的归类和合并，才能形成逻辑性强、实用度高的框架体系，糖尿病本体主要存在上下位关系、并列关系、实例关系等。

1）上下位关系：表示概念之间是整体与部分的包含关系，如"治疗"是"药物治疗"的上位类，"胰岛素"是药物治疗的下位类。

2）并列关系：指概念具有一样的上位类，如"健康状态"中的"健康人群""高危人群""患者"均为并列关系。

3）实例关系：指子类是上层类的具体实例，例如在治疗糖尿病的格列奈类药物中，瑞格列奈、米格列奈、那格列奈都是格列奈类药物的实例。

（3）定义类的属性：属性由对象属性和数据属性构成。对象属性用于描述两个类之间的关系，包括治疗、被治疗、禁用、预防、有……危险因素、有……症状等，如"肥胖"是"糖尿病"的危险因素，"口干多尿"是"糖尿病"的症状表达，"肾功能不全者"禁用"二甲双胍"。对象属性具有函数性、逆函数性、传递性、对称性、非对称性、自反性和不自反性等特征。这些特征有助于实现知识推理，使知识的表达更加丰富和灵活。数据属性用于描述个体和数值间的关系，如患者的身高、体重、空腹血糖的控制目标等。通过数据属性，计算机可以判断目标个体的健康状态，如果血清酮体≥3mmol/L，则表示患者可能有糖尿病酮症酸中毒（diabetic ketoacidosis，DKA）并发症。糖尿病本体的部分关系属性见表2-1。

表2-1 糖尿病本体的部分关系属性

| 概念1 | 概念2 | 关系描述 | 关系类型 |
|---|---|---|---|
| 检查 | 一般检查 | 患者的体格指标检查 | 对象属性 |
| | 化验检查 | 患者的75g OGTT、低密度脂蛋白胆固醇等检查 | 对象属性 |
| | 特殊检查 | 患者的ABI、压力觉等检查 | 对象属性 |
| 目标人群 | 个人信息 | 患者的姓名、年龄等基本信息 | 数据属性 |
| | 健康状态 | 患者的健康情况 | 数据属性 |
| | 家族史 | 患者的家族疾病史 | 数据属性 |
| | 既往史 | 患者曾经患病的情况 | 数据属性 |
| 治疗 | 代谢手术治疗 | | 数据属性 |
| | 手术治疗 | | 数据属性 |
| | 药物治疗 | 治疗方式 | 数据属性 |
| | 营养治疗 | | 数据属性 |
| | 运动治疗 | | 数据属性 |
| 转诊 | 向上转诊 | 转诊方式 | 数据属性 |
| | 向下转诊 | | 数据属性 |
| 预防 | 一级预防 | 患者的健康教育、生活方式干预等 | 数据属性 |
| | 二级预防 | 患者的健康干预、疾病筛查等 | 数据属性 |
| | 三级预防 | 患者的专科治疗、继续血糖控制等 | 数据属性 |

　　类包括对象属性和数据属性，每个属性具有属性名称、定义域、值域等特征。通过这些特征对属性进行限定，从而实现后续的语义推理。糖尿病本体的部分属性分面见表2-2。

表2-2　糖尿病本体的部分属性

| 属性名称 | 定义域 | 值域 | 赋值类型 |
| --- | --- | --- | --- |
| hasRiskOf | 患者人群 | 危险因素 | |
| hasComplicationOf | 患者人群 | 合并症 | |
| hasForbiddenOf | 禁忌人群 | 药物治疗 | |
| hasMenifestationOf | 患者人群 | 临床表现 | |
| hasAdverseEffect | 有不良反应 | 药物治疗 | |
| hasTreats | 治疗 | 糖尿病分型/合并症/并发症 | |
| hasGender | 患者人群 | | string |
| hasAge | 患者人群 | | int |
| hasBMIValue | 患者人群 | | string |
| hasTriglyceride | 患者人群 | | string |

　　（4）定义约束：约束通过对属性的定义对类的性质或类间关系做进一步的限制，包括数量约束（Quantifier Restrictions）、序数约束（Cardinality Restrictions）和赋值约束（hasValue Restrictions）三类。其中，数量约束分为"some"和"only"，"some"表示A类中的所有个体至少有1种和B类中的个体存在某种关系，"only"表示A类只与B类存在某种关系。序数约束对关系中的最大值、最小值进行限定。赋值约束对关系的取值进行具体限制。

　　（5）定义实例：在本体框架构建完成之后，可以添加实例。实例是本体的具体化，能够继承类的属性。通过在实例中添加相应的属性值，可呈现相应的语义关系。如在口服降糖药TZDs（噻唑烷二酮类）中添加"禁忌"属性，则在实例"吡格列酮"中自动添加其属性值，其禁忌属性是心力衰竭者。

　　（6）操作步骤：糖尿病本体库共包含类7个，相关概念210个，对象属性21个，数据属性57个，约束80个，实例271个，基本实现了对糖尿病领域知识的语义化表达。其具体操作步骤如下。

　　1）定义糖尿病的类（Classes）：打开Protégé 4.3（图2-12），点击"Classes"，进入创建类的界面。在该界面按照概念之间的关系创建子类、兄弟类，如在"Thing"下添加子类"糖尿病本体"；创建"预防""诊断""治疗"等兄弟类。以此不断完善类的结构，打造糖尿病本体类的树状结构（图2-13）。

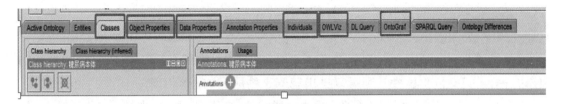

图 2-12 Protégé 4.3 工具面板选项

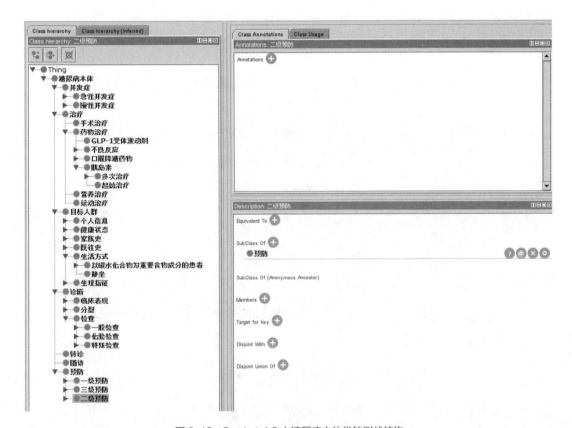

图 2-13 Protégé 4.3 中糖尿病本体类的树状结构

在"Classes"界面右下方是"Description",用于描述类的等级、互斥、成员、子类等方面的关系。其中,"Equivalent To"是等级,即类的概念或定义,满足"Equivalent To"中的条件,在 Protégé 4.3 中点击"推理"后便可自动归类到该类。"SubClass Of"定义父类或限制类的子类。"Members"指类下的成员,也可在"Individuals"下添加成员。"Disjoint With"指与该类互斥的类,如"健康人群"Disjoint With"患者",两者属于不相交的类。

2)定义糖尿病本体的对象属性:点击"Object Properties",进入创建对象属性的界面,右上方的"Annotations"用于注释属性,右下方的"Characteristic"用于定义 Object Properties 的特征。这些特征有助于实现推理,包括:① "Functional"是函数性,指属性连接的两个类或实体是一对一的关系,如将"hasSymptomOf"属性勾选为"Functional",

当患者 A 和患者 B 与症状的关系都是"hasSymptomOf",则可以推出患者 A 和患者 B 是同一人;②"Inverse functional"指该属性的反向关系具有函数性;③"Transitive"是传递性,如将"hasRiskOf"属性勾选为"Transitive",肥胖是高血糖的危险因素,高血糖是糖尿病的危险因素,则可以推出肥胖是糖尿病的危险因素;④"Symmetric"是对称关系,如 1 型糖尿病和 2 型糖尿病均为糖尿病的分型,它们的关系属于对称关系;⑤"Asymmetric"是非对称关系;⑥"Reflexive"是反身特征,如患者 A 和患者 B 之间存在"knows"关系,该特征表示患者 A 既了解自己,又了解患者 B;⑦"Irreflexive"是非反身特征。糖尿病本体的对象属性特征如图 2-14 所示。

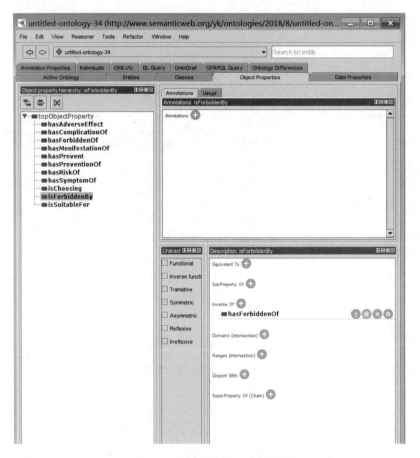

图 2-14　糖尿病本体的对象属性

3)定义糖尿病本体的数据属性:单击"Data Properties",进入 Data Properties 的界面,Data Properties 用来连接个体和 XML Schema 数据类型值或 rdf literal,因此 Data Properties 是不可传递的,而是函数性的。如张三的年龄是 20 岁,则 Data Properties"年龄"与个体"张三"和数据"20"连接。添加 Data Properties 的方法同 Object Properties 一样,这里不再重复。此外,"Domains"是 Data Properties 的定义域,如属性"hasGender"的定义域是目标人群,"Ranges"值域主要描述属性的取值范围和取值类型,如图 2-15。

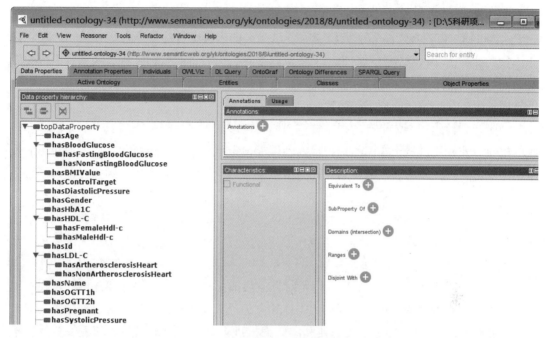

图 2-15 糖尿病本体的数据属性

4）创建本体实例：点击"Individuals"，切换到 Individuals 界面，左侧是类的层次结构图，中间是实例 Members 列表，可 Add individual/Delete individual，右下方的"Description"中的"Types"是对每个个体实例的类型描述，如"二甲双胍"的 Type 是"口服降糖药"；最右边的"Property assertions"主要是需要进行手工操作添加个体实例的"Object property assertions"和"Data property assertions"。

3. 知识利用

（1）可视化展示：通过 Protégé 4.3 的本体可视化功能，可以实现糖尿病语义关系的图形化展示。不同的线条代表不同类型的语义关系。以图 2-16 为例，线条指向该类的子

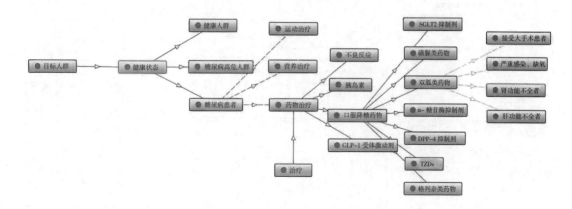

图 2-16 部分糖尿病诊疗语义网络展示

类，如口服降糖药包含 SGLT2 抑制剂、磺脲类药物、双胍类药物、α‐糖苷酶抑制剂、DPP‐4 抑制剂、TZDs 和格列奈类药物等下位类；糖尿病患者的治疗方式有运动治疗、营养治疗和药物治疗；双胍类药物禁用于接受大手术的患者、严重感染者、缺氧者、肾功能不全者和肝功能不全者。通过可视化展示，糖尿病概念间的语义关系更加清晰明了，可辅助基层医生进行糖尿病的预防和诊疗。

（2）知识检索：本体是描述某一领域内所有概念及其属性关系的知识表示方法。与传统的检索方式相比，基于本体的知识检索不但能检索出与检索词字面匹配的内容，还能揭示出与检索词相关联的属性和概念，提高检索结果的全面性和准确性。例如，作为基层医生，其对患者出现临床症状时提出怎样的预防和治疗方法更感兴趣，通过传统的关键词检索或概念检索，检索结果仅仅是与症状字面匹配或同义的内容。而基于本体的知识检索能揭示出可能出现该种症状的人群、预防和治疗方法等，能够有效满足基层医生的需求。知识检索展示界面如图 2-17 所示。

（3）知识推理（分类）：知识推理是对糖尿病知识进行分类、检验和评价的过程，能够检验本体内在逻辑的一致性，并按照本体建立的语义关系对新知识进行自动分类，为本体知识库的扩充和更新提供极大的便利。知识推理主要体现于知识分类和逻辑校验。通

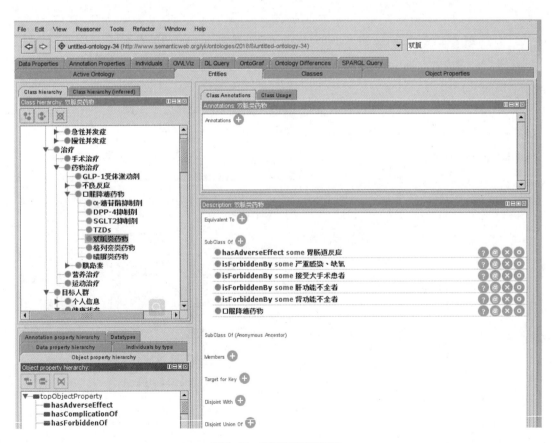

图 2-17　知识检索界面展示

过 Protégé 4.3 的推理机"Reasoner"可以实现这一过程。如图 2-18、图 2-19、图 2-20 所示，输入实例"Wendy"，50 岁，空腹血糖 9.2mmol/L，糖化血红蛋白 0.08mmol/L，点击"Reasoner"下的"Start reasoner"，会发现"Wendy"被自动归类至糖尿病患者。若本体不具备内在逻辑一致性，则会自动报错，弹出提示界面。

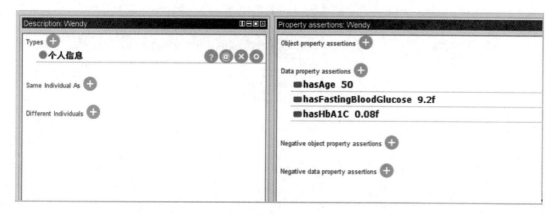

图 2-18　本体知识推理 1

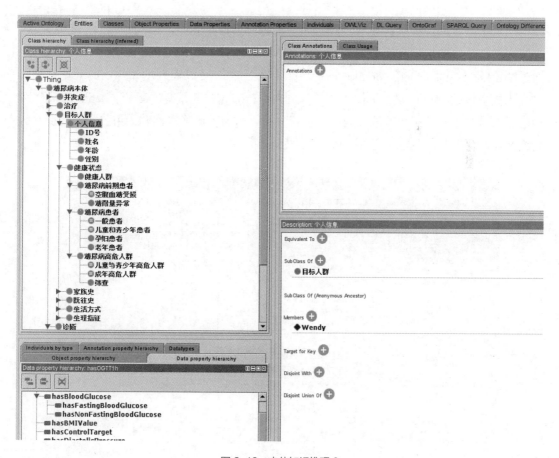

图 2-19　本体知识推理 2

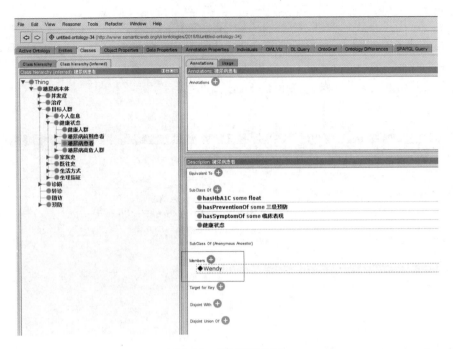

图 2-20　本体知识推理 3

（4）知识共享：医学科技的发展不断丰富糖尿病诊疗知识，不同领域的专家从基因、中医药乃至环境等层面建立了相应的本体知识库。本体知识库的信息共享显得尤为重要。通过 Protégé 4.3 的"Merge ontologies"功能（图 2-21）可以实现本体知识的共享，即将来自不同本体的知识在同一本体中展示。同时，Protégé 4.3 具有"edit""define class"等功能，通过按键或牵拉，便可根据需要重新分类，增加或删除属性和约束，操作便捷，为后续知识融合的开展奠定良好的基础。

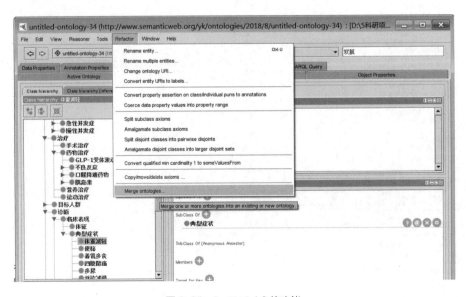

图 2-21　Protégé 4.3 的功能

## 二、高血压诊疗知识库

### （一）必要性分析

高血压是心脑血管疾病的重要危险因素。早期发现和规范、合理、综合的治疗可降低心脑血管病的发病率、致残率和死亡率。因此，高血压的防治是心脑血管疾病防治的重点和战略任务。目前，虽然高血压的治疗取得了快速发展，但在基层还存在很多问题和误解，观念、观点和知识还比较落后，对高血压的认识和重视程度还不够。目前，基层医院对高血压的认识、治疗和控制率不高，存在诸多问题。部分基层医生未系统学习过高血压临床指南，缺乏特殊人群的高血压诊疗经验，对新知识、新理论掌握不足。

### （二）面向对象的高血压疾病知识库构建思路

首先，以高血压临床指南为知识来源，参考 CMeSH 词表、MeSH、UMLS 体系结构，梳理高血压知识等。其次，基于规则知识表示方法构建高血压知识表示模型，主要包括临床指南知识可视化及高血压临床医学知识 SAGE 建模两步。最终形成以高血压临床指南和诊断规则为主要内容的知识驱动型知识库（图 2-22）。

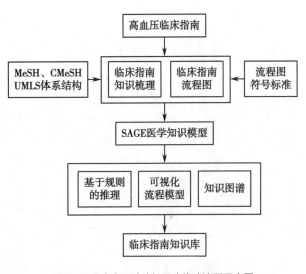

图 2-22　高血压诊疗知识库构建流程示意图

1. **知识来源**　参考中文医学主题词表、医学主题词表、《中国高血压防治指南（2018 年修订版）》《中国高血压基层管理指南（2014 年修订版）》，并以高血压为主题词在知网和万方数据库中进行检索，以所得到的相关主题对高血压领域内的基本概念以及概念之间的关系进行梳理。

2. **临床指南知识可视化表示规范**　通过流程图表达的数字化临床指南应能使不同角色的临床医生对其有一致的认识。因此，在临床指南流程图的绘制过程中，有必要规范流程图的表达形式和方法，尤其是绘制符号和绘制规则。前期的研究参考国家规定的流程图符号标准，结合临床医学知识的特点，设计了临床医学知识可视化绘制标准。

参照《中国高血压基层管理指南（2014 年修订版）》中的高血压筛查部分，根据流程图绘制的符号和规则，绘制高血压筛查流程图（图 2-23）。

3. **高血压临床医学知识的 SAGE 建模**　SAGE 模型采用需求驱动模式，能够有效地与临床工作流程相结合，在诊断和治疗过程中适时提供决策支持建议。其主要功能包括：全面、可计算地表示指导知识；管理编码和部署过程中的复杂性；通过临床信息系统功能激

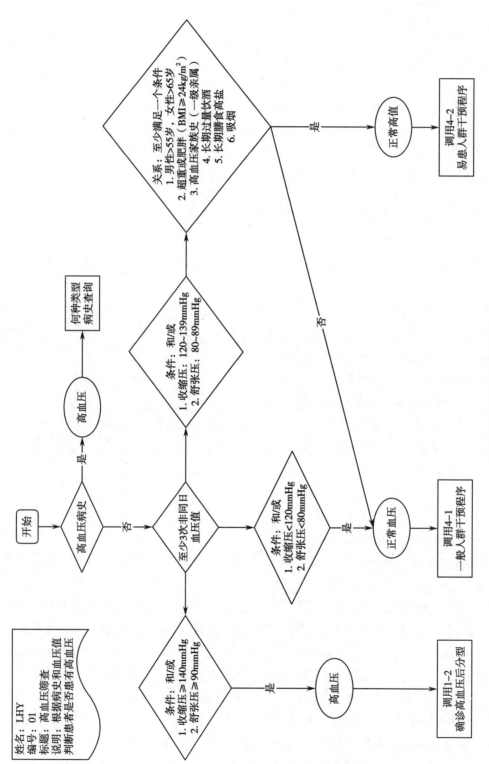

图 2-23　高血压筛查流程图

活指导内容。SAGE 模型是可互操作的：广泛部署编码的指导方针内容；具有语义互操作性，可共享可用知识；以合理的成本安装和映射指南内容；在多个 HIS 环境中执行指导方针内容。例如，SAGE 模型可以对预定义的命令进行排序，获取和评估患者 EMR 中的具体数据，或在指南的驱动下更新患者的医疗记录，并在正确的时间向临床医生发出警报或提醒。

**4. 高血压临床指南规则库构建**

（1）基于规则的推理：高血压临床指南包括很多种类型的规则，规则库的构建需要包括药物、治疗等方面，规则的数量是巨大的。高血压的诊断推理过程将在高血压临床指南本体和诊断规则的基础上实现。以高血压水平分类为例，高血压的诊断推理过程是根据诊断规则将患者症状与临床指南进行匹配的过程。具体的诊断流程如图 2-24 所示。

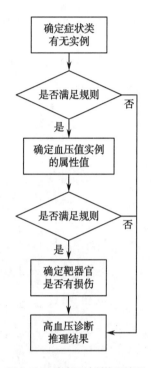

图 2-24　高血压诊断推理流程

整个诊断推理过程的第一步是确定患者的症状是否与高血压本身的症状相符。如果有匹配的实例，则患者可能患有某种类型的高血压。如果患者有匹配的症状，则需要进一步根据定义的 SWRL 规则文件确定患者患有哪种类型的高血压。如果收缩压小于 120mmHg 和 / 或舒张压小于 80mmHg，或者收缩压为 120 ~ 139mmHg 和 / 或舒张压为 80 ~ 89mmHg，那么该患者的血压范围属于正常血压的范围，可以确定该患者没有高血压。如果患者的血压范围符合规则文件中定义的血压值范围，则可根据血压水平诊断为轻度、中度或重度高血压。有些患者可能同时伴有靶器官损伤，因此在判断血压值后，有必要进一步确定靶器官的损伤情况。如果收缩压为 140 ~ 159mmHg 和 / 或舒张压为 90 ~ 99mmHg，则进一步判定靶器官的损害。若没有与高血压本体匹配的靶器官实例，则患者高血压的风险水平低；如果有一个匹配的靶器官实例，则高血压患者的风险水平属于高危。总之，高血压诊断的推理过程是以高血压临床指南的本体和规则为基础的。通过规则判断与高血压本体内容是否匹配，得到最终的高血压诊断推理结果。

（2）可视化展示

1）高血压知识脉络图：医生对高血压患者进行诊疗时，按患者的血压水平将高血压人群分为三类：一般人群、易患人群、高血压人群。将高血压人群根据血压水平的不同分为 1 级高血压、2 级高血压、3 级高血压、单纯收缩期高血压，结合其他风险因素评估，确定血管风险分层、是否存在继发性高血压、是否为难治性高血压，继而根据具体情况确定治疗方式及血压控制目标。知识脉络图可以清晰详尽地展现诊疗常见慢性病时医生脑海中的临床思维，是指导知识库应用的核心理念图。知识脉络图涉及许多的关键节点（规则），形成了系统后台庞大的规则库，规则库涵盖了诊疗环节中的每一个关键步骤，方便计算机人员将医学步骤生成具体的规则模块。血压和血糖部分局部示例见图 2-25 和图 2-26。

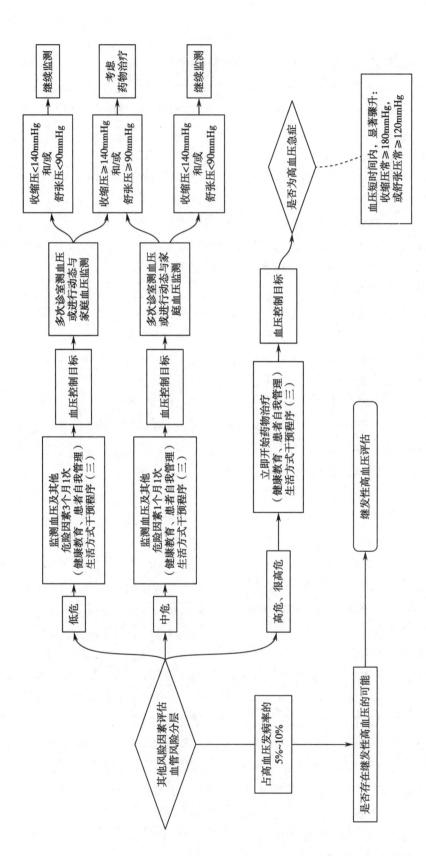

图 2-25 局部 1- 血压部分示例

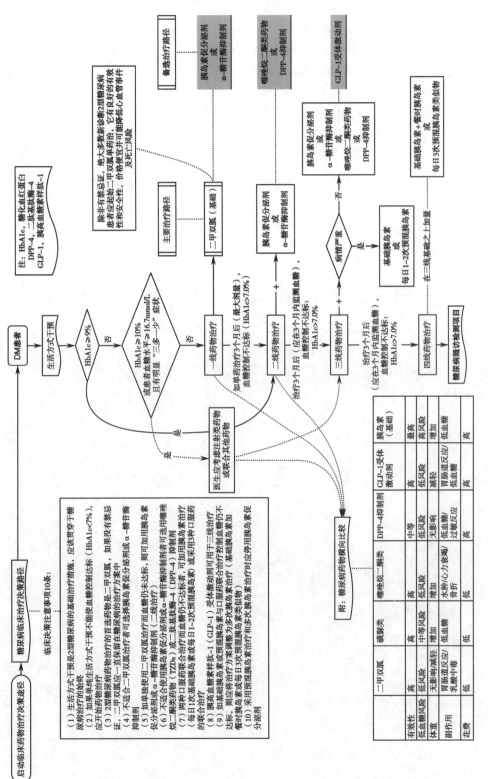

图 2-26 局部 2- 血糖部分示例

2）高血压知识图谱：通过引入（医学）知识图谱的底层技术，对每位就诊的患者生成精准的用户画像，同时计算患者的各种身体健康指标，得出预警值信息，及时提示医生或患者本人，进而改善医疗效果。前期主要是以"权威专家的医学知识"为驱动的 AI 模型；后期可根据用户健康记录的反馈，研发"知识＋数据双驱动"的深度学习模型，为医生／患者提供更科学严谨、精准有效的医学决策知识服务。高血压知识图谱局部案例见图可扫描右侧二维码查看。

3）高血压计算机流程图：参考高血压诊断及处置规范流程，研制出开发者视角下的流程图，方便计算机人员理解医学业务。局部示例可扫描右侧二维码查看。

血脂流程图局部示例可扫描右侧二维码获得。

血糖流程图局部示例见图 2-27 至图 2-29。

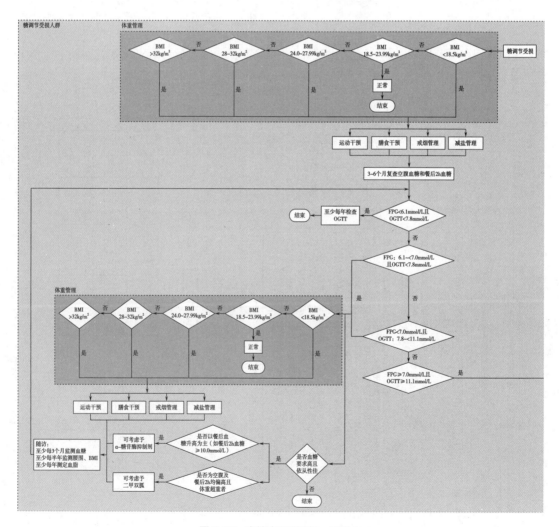

图 2-27　血糖流程图局部 - 示例 1

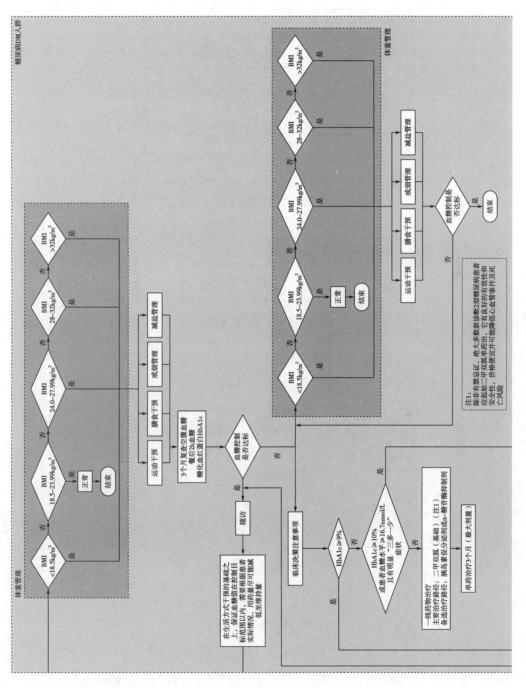

图 2-28　血糖流程图局部 - 示例 2

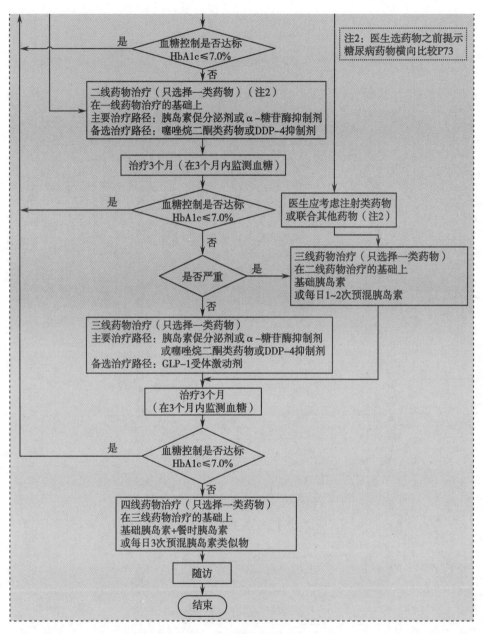

图 2-29　血糖流程图局部 – 示例 3

（3）临床指南可视化表达的流程模型：医学知识模型的理想情况是可以支持单元化建模，意为将指南中某套复杂的医学逻辑，拆分为多个能独立完成不同功能点的子模型，即从整体上降低系统知识库及流程模型的耦合度。当临床指南中的部分知识或逻辑需要变动时，无须全局进行修改，只须在局部范围内调整涉及的几个模型及对应规则，或添加必要的模型实例即可；当要表达同一知识内容时，只须调用同一实例接口，无须重复定义实例。这种模块化的基本原则在指南更新时，能有效避免系统升级带来的二次开发、建模重构、知识维护等额外负担，更可方便初始建模时的多人协作，以降低系统工程的整体时间成本。

参考 SAGE 医学知识模型的构建方法，利用流程图式的表达模型，给出不同角色的数字化临床指南（医生、知识工程师和系统研发人员），旨在利用规范化流程图的表达形式和表达规则让参与方对医学知识有一致的理解。可视化流程模型表达规范见表 2-3。

表 2-3　六种用于临床指南可视化流程模型的主题元素

| 指南知识主题元素 | 图形符号 | 表达标签 | 含义说明 |
|---|---|---|---|
| 说明框 | | Presentation | 对完成的整体功能进行注释说明 |
| 开端/终止框 | | Start/End | 流程的起始和终点使用符号 |
| 数据导入 | | Date Import | 某节点需要采集病例或业务数据的符号 |
| 判断决策 | | Decision | 逻辑判断与决策 |
| 常规执行过程 | | Action | 常规操作的步骤 |
| 预定义说明 | | Predefine | 对某些关键节点步骤加以预定义和说明 |

1）某种疾病的临床指南可能包括多种情况下的疾病诊断、治疗或管理步骤，根据临床思维的复杂度不同，每个步骤可定义为若干个子流程模型。

2）每个子流程模型原则上只完成某环节（如诊断）中相对独立且单一的功能点。

3）每个子流程模型须有一个开端框，可有多个终止框。

4）子流程模型默认遵从由上到下、由左到右的制图原则，尽量避免交叉与循环。

5）为了与开端框区分，终止框边框加粗处理。

6）子流程模型间若存在逻辑先后关系，须在开端框 / 终止框处注明。

（4）诊断子程序流程模型与相应规则构建示例

1）高血压病（hypertension，HTN）诊断子程序一（高血压人群筛查与血压等级划分）如图 2-30。

诊断子程序一的主要功能是在人群中进行高血压患者的筛查与血压等级的划分，相应的具体规则见表 2-4、表 2-5 和表 2-6。诊断子程序一的过程描述为：①当患者就诊时，首先录入关键指标与信息，包括 SBP（收缩压）、DBP（舒张压）、身高、体重、腰围等重要指标，由规则 P1（注：P 为 Program，具体规则见表 2-4）进行判断，大体上分为三类人群：血压正常（P1=0）、正常高值血压（P1=1）、高血压（P1=2）。②若为血压等级正常且不含危险因素（P2=0）的居民，则判断为一般正常人群；若为血压等级正常且伴有危险因素（P2=1）的居民，则判断为高血压易患人群；P2 程序可返回值 P2_level=n，即命中了

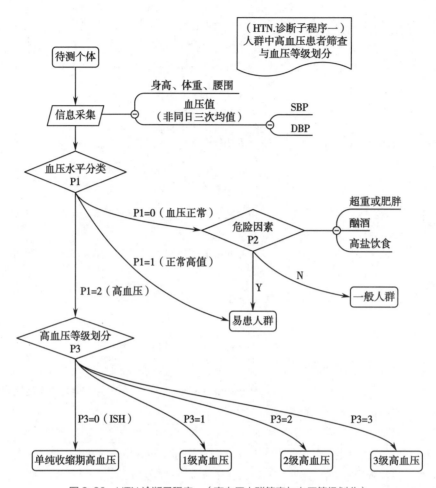

图 2-30　HTN 诊断子程序一（高血压人群筛查与血压等级划分）

n 项危险因素。③若是血压等级为正常高值血压的患者，则确定为高血压易患人群。④对
于血压值已经确诊为高血压的患者，可由规则 P3 分级判断为：单纯收缩期高血压、1/2/3
级高血压，由此可进入诊断子程序二。

表 2-4　诊断程序规则描述 – 血压水平分类 P1

| | 标签（label） | 执行规则（execution） | 赋值，下一步（next step） |
|---|---|---|---|
| 推<br>理<br>规<br>则 | 正常血压 | if {SBP<120&&DBP<80}；<br>P1_level=0 | P1=0, →P2<br>RETURN={一般人群} |
| | 正常高值血压 | if {120<SBP<=139 ‖ 80<DBP<=89}；<br>P1_level=1 | P1=1,<br>RETURN={易患人群} |
| | 高血压 | if {SBP>140 ‖ DBP>90}；<br>P1_level=2 | P1=2,<br>RETURN={高血压人群} |

注：1. SBP 为收缩压，DBP 为舒张压（单位：mmHg）。
　　2. 本程序适用于男性、女性，年龄 >18 岁的成人。

表 2-5　诊断程序规则描述 – 危险因素 P2

| | 标签（label） | 执行规则（execution） | 赋值，下一步（next step） |
|---|---|---|---|
| 推理规则 | 超重或肥胖 | if {BMI>=24}；<br>P2_fat=1；P2_level= +1 | P2=1，<br>RETURN={易患人群} |
| | 酗酒 | if label{"酗酒"}=true；<br>P2_wine=1；P2_level= +1 | P2=1，<br>RETURN={易患人群} |
| | 高盐饮食 | if label{"高盐"}=true；<br>P2_salt=1；P2_level= +1 | P2=1，<br>RETURN={易患人群} |
| | 无危险因素 | if P2_level=0；<br>P2 end | P2=0，<br>RETURN={一般人群} |

注：BMI= 体重（kg）/ 身高$^2$（m$^2$）。

表 2-6　诊断程序规则描述 – 高血压等级划分 P3

| | 标签（label） | 执行规则（execution） | 赋值，下一步（next step） |
|---|---|---|---|
| 推理规则 | 3级高血压 | if {SBP>=180 ‖ DBP>=110}；<br>BP_level=3 | P3=3，<br>RETURN={3级高血压} |
| | 2级高血压 | if {160<SBP<179 ‖ 100<DBP<109}；<br>BP_level=2 | P3=2，<br>RETURN={2级高血压} |
| | 1级高血压 | if {140<SBP<159 ‖ 90<DBP<99}；<br>BP_level=1 | P3=1，<br>RETURN={1级高血压} |
| | ISH | if {SBP>=140 && DBP<90}；<br>BP_level=0 | P3=0，<br>RETURN={单纯收缩期高血压} |

注：ISH，单纯收缩期高血压。

2）HTN 诊断子程序二（心血管风险水平分层）如图 2-31。

诊断子程序二的主要功能是对初步诊断为高血压的患者进行心血管风险水平分层的风险评估，相应的具体规则以程序 P4、P5 为例进行说明（参见表 2-7 和表 2-8）。诊断子程序二的过程描述为：①先对初诊为高血压的患者涉及的 5 大类关键指标进行导入或录入。②然后依次通过程序 P4、P5、P6、P7、P8 进行伴随因素的判断，程序 P4、P5 可返回值 P4/5_level=n，即命中了 n 项危险因素 / 靶器官损伤。③最后进入综合分析模型，进行风险水平分层，可划分为低危、中危、中 / 高危、高危、高 / 很高危、很高危，共 6 种风险等级。

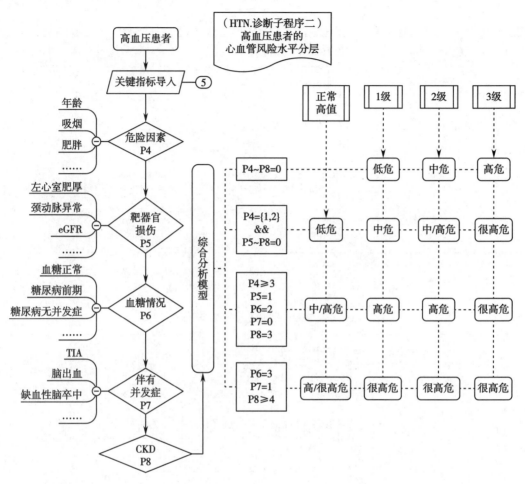

图 2-31 HTN 诊断子程序二（心血管风险水平分层）

表 2-7 诊断程序规则描述 – 危险因素 P4

| | 标签（label） | 执行规则（execution） | 赋值，下一步（next step） |
|---|---|---|---|
| 推理规则 | 年龄 | if {gender=male && age>55} or if {gender=female && age>65}；P4_age=1；P4_level= +1 | P4=+1，P4_factor+{"年龄因素"} |
| | 吸烟 | if label{"吸烟/被动吸烟"}=true；P4_smoke=1；P4_level= +1 | P4=+1，P4_factor+{"吸烟因素"} |
| | 血糖异常 | if {7.8<OGTT<11.0}；P4_OGTT=1；if {6.1<FPG<6.9}；P4_FPG=1；P4_level= +1 | P4=+1，P4_factor+{"IGT或IFG"} |
| | 血脂异常 | if {TC>=5.2‖LDL-C>=3.4‖HDL-C<1.0}；P4_blood-fat=1；P4_level= +1 | P4=+1，P4_factor+{"血脂异常"} |
| | 早发心血管病家族史 | if label{"早发心血管病家族史"}=true；P4_history=1；P4_level= +1 | P4=+1，P4_factor+{"早发心血管病家族史"} |

续表

| | 标签（label） | 执行规则（execution） | 赋值，下一步（next step） |
|---|---|---|---|
| 推理规则 | 肥胖或腹型肥胖 | if {BMI>=28} or {gender=male&&waistline>=90}or {gender=female&&waistline>=85}; P4_fat=1; P4_level= +1 | P4=+1, P4_factor+{"肥胖或腹型肥胖"} |
| | 高同型半胱氨酸血症 | if {Hcy>=15} P4_Hcy= 1; P4_level= +1 | P4=+1, P4_factor+{"高同型半胱氨酸血症"} |

注：OGTT，餐后 2h 血糖；FPG，空腹血糖；IGT，糖耐量受损；IFG，空腹血糖异常；TC，总胆固醇；LDL-C，低密度脂蛋白胆固醇；HDL-C，高密度脂蛋白胆固醇。

表 2-8　诊断程序规则描述 - 靶器官损伤 P5

| | 标签（label） | 执行规则（execution） | 赋值，下一步（next step） |
|---|---|---|---|
| 推理规则 | 左心室肥厚 | if {Sokolow_Lyon>3.8 ‖ Cornell>244} or {gender=male && LVMI>=115} or {gender=female && LVMI>=95}; P5_level=+1 | P5=1, P5_factor+{"左心室肥厚"} |
| | 颈动脉异常 | if {IMT>=0.9} or if label{"动脉粥样斑块"}=true; P5_level=+1 | P5=1, P5_factor+{"颈动脉异常"} |
| | 颈-股动脉脉搏波速度 | if {PWV>=12}; P5_level=+1 | P5=1, P5_factor+{"PWV异常"} |
| | 踝/臂血压指数 | if {ABI <0.9}; P5_level=+1 | P5=1, P5_factor+{"ABI异常"} |
| | 肾小球滤过率 | if {30<eGFR<59} or {gender=male&&115<Cr<133} or {gender=female&&107<Cr<124}; P5_level=+1 | P5=1, P5_factor+{"肾功能异常"} |
| | 微量白蛋白尿 | if {30<UMA<300} or if {ACR>=30}; P5_level=+1 | P5=1, P5_factor+{"尿蛋白异常"} |

注：LVMI，左心室重量指数；IMT，颈动脉内膜中层厚度；PWV，颈 - 股动脉脉搏波速度；ABI，踝 / 臂血压指数；eGFR，肾小球滤过率；Cr，血清肌酐；UMA，尿微量白蛋白；ACR，白蛋白 / 肌酐比。

# 第三节　药物循证知识库

药物治疗是疾病诊疗中重要的一环。相较于饮食治疗和运动治疗，药物治疗起效快、作用迅速，被广泛使用。目前市面上药物种类繁多，针对同一种疾病的不同症状或疾病进程，有不同的药物，同种药物也有多个生产厂家，在规格、剂型等方面不尽相同。在传统的凭经验开方的模式下，医生凭记忆为患者开具处方，几乎不可能掌握全部的海量药品信息，一方面可能存在医生仅给患者开具熟悉的几种药品的情况，导致有些患者无法获得最合适的药物，药品也难以得到充分的利用；另一方面，在日常繁重的诊疗任务中，医生可能会出现开具错误处方的情况。

用药的安全性等问题应引起重视，不合理用药也会导致许多不良后果，轻则重复用药导致经济损失，重则药物中毒甚至导致死亡。据统计，目前世界上 1/3 的患者死于不合理的药物使用，而不是疾病本身。不合理用药可对个人和社会造成生命和财产损失，因此在诊疗过程中，应对用药环节加以重视。随着科技和医疗的飞速发展，学术文献、临床指南、医疗机构信息系统存储了大量与药物治疗相关的有价值的数据，对这些数据进行挖掘、整合和分析，能够为基层合理用药及药物管理提供重要依据。然而，这些数据大多是孤立的，药物与药物、药物与病情、药物与患者之间的关系尚未被深入探讨。信息之间未建立起联系，不能表达其内在含义，也不便于查询。因此，通过信息技术组织和联系不同来源的医学知识，构建药物循证知识库，对合理用药及管理至关重要。

本节围绕用药安全，以有效、经济、合理、方便和及时为目标，结合循证医学的知识，介绍药物循证知识库的构建及使用。循证医学目前广受认可的定义是：认真、准确、明智地运用现有的最佳研究证据，结合临床医生的个人专业技能和长期临床经验，考虑患者的价值观和意愿，结合三者制定出具体的治疗方案。狭义的循证医学主要指循证临床实践。从广义上讲，循证医学还包括循证医学与健康决策，即任何基于循证实践的群体医疗卫生服务。本节所提到的循证医学指广义的循证医学。

药物循证知识库主要包括用法用量规范，适用、慎用、禁用人群规范，配伍规范和监测指标规范等。不同于过去的仅基于临床医生经验的处方习惯，药物循证知识库可以保证药物的使用在基于大量专业证据的同时，还能结合医师的临床经验和患者的具体情况，可以实现随时备查和智能推荐的功能。药物循证知识库的使用将在临床辅助决策支持（如核查医生处方，用药情况管理，筛选最适合患者的药品）等方面发挥重要作用。药物循证知识库的利用将有效减轻基层临床医师的接诊负担和患者的就医负担，提高处方质量。

# 一、需求分析

## （一）业务需求

1. **规范用药**　在当前不合理用药问题依然严峻的状况下，保障患者安全，加强医疗质量管理，提高医院合理用药的水平，越来越成为亟待解决的问题。这一需求的实现主要依靠对患者病案信息和医生处方的综合分析。首先是基于药典目录和药品说明书等信息判断配伍、用量等是否合理，如二甲双胍与磺酰脲类药物、胰岛素合用时易引起低血糖，故在血糖控制尚佳时不宜合并使用，若发现处方中出现此种配伍，应及时警示；多数处方剂量都应在说明书规定剂量内，若超过该范围，则应自动检查相关的循证医学证据，判断其安全性，仅在有充分证据证明超剂量服用安全且有必要时才判断该处方合格，否则应提示更改处方。

经过上述基础的判定之后，还应结合患者目前的状况，如并发症情况、高危因素暴露情况、工作性质等再次检查处方，进行调整或给出合理的使用建议。如中成药消渴丸，体弱、老年患者、高热、垂体前叶功能减退或肾上腺皮质功能减退者慎用；老年人、既往有乳酸性酸中毒史者应慎用二甲双胍；瑞格列奈可影响服药者驾车和操作机器的能力，因此从事相关工作的患者应另择合适的药物。

**2．用药提示** 结合患者具体情况及药物特点对医生处方进行核查是合理用药的基本保证。为了达到理想的效果，患者的服药习惯和药物依从性也应重视。为了提高患者的依从性及尽可能方便患者，应在医生开具处方的同时向患者提供书面的医嘱，医嘱信息主要从知识库中自动检索，随所用药物送达患者。信息展示可以多样化，既可以打印成纸质医嘱，也可以通过二维码、微信推送等方式展示。在日常服药阶段，可通过社区微信公众号定时向患者推送消息，做到及时提醒。用药提示主要包括药品基本信息，用法、推荐用量、最大剂量、适用/慎用/禁用人群、配伍禁忌、使用注意事项、不良反应等。如控释片或缓释片须整片吞服，不可破坏药片的完整性；服药时应忌酒等。

**3．疾病管理** 药物循证知识库应在糖尿病等慢性病长期随访的过程中不断更新、积累患者数据。一方面有利于为患者提供更精确的用药建议和进一步的治疗建议；另一方面，对知识库中所有个体长期的随访数据进行统计分析可以得到本地区人群的发病、患病和疾病转归情况等信息，这些信息可以进一步用于临床指导和区域疾病的预防。如预测到季节性流行疾病时，可以有针对性地调整医疗资源的配置；对患者的病情进行评估，在必要时及时对患者进行转诊；对人群的危险因素暴露情况进行统计，协调各方力量消除或减少危险因素；定期对健康人群进行风险评估，及时对高危人群予以警示等。

**4．费用控制** 费用决策作为卫生决策中的一部分，应在医生开具处方时充分考量。合理控制费用一方面可以使医疗资源得到合理最优的利用，另一方面可以使更多贫困患者获得被救治的机会，提高普通患者的用药依从性。费用控制在临床用药中主要体现在两个方面：一是在药效相同或相似的情况下，优先选择纳入国家医保目录的、价廉的药品；二是避免开具大处方，治疗手段应精准有效，杜绝重复、过量用药现象。

## （二）用户需求

**1．基层医生** 药物循证知识库的主要用户是基层医生，其需求主要包括两个层面：医生的日常处方和人群的用药管理。药物循证知识库作为诊疗系统的一个部分，在就诊环节的处方阶段发挥主要作用，辅助医生进行处方决策，协助医生选择最佳的药物，生成详细的医嘱，检查医生处方的合理性。在诊疗活动结束后，药物循证知识库凭借累积的数据，与系统的其他部分一起完成诊疗后的随访管理和社区的疾病管理。

**2．用药患者** 为了给患者的用药尽可能提供方便，提高患者的用药依从性，药物循证知识库在处方阶段和诊疗后用药阶段都发挥着提示患者的作用。处方阶段，在检查医生所开具的处方无误后，药物循证知识库生成相应的医嘱，达到第一次提醒的目的。其更大的价值在于诊疗结束后，利用社区微信公众号定时推送的方式提醒患者按时用药。将知识库与微信公众号平台关联，并在患者首次就诊时对患者的疾病和用药情况进行精细划分，根据不同药物的使用时间等情况，在合适的时间向患者自动推送用药提醒。在提醒患者准时用药的同时还可以指导患者正确用药，如应吞服或嚼服，饭前或饭后服用。

## 二、药物循证知识库构建

药物循证知识库的建设目标是基于翔实的药品信息，为临床医生提供辅助决策支持、处方检验、用药管理等功能，为患者提供用药提醒的功能。减轻医患双方的负担，降低处方出错率，从而改善不合理的用药现象；对患者给予充分的提醒，从而提高其用药依从性。

知识库是知识工程中一个结构化、可使用、易操作、有组织、全面的知识集群。其是一组相互关联的知识片段，以某种方式在计算机中存储、组织、管理和使用，以满足解决某个（或某些）领域问题的需要。本节介绍的药物循证知识库将药物相关的事实与规则知识系统与数据库技术结合，并通过知识获取途径对知识库中的药品信息进行补充编辑（如新药录入），通过推理机匹配知识库信息，实现智能人机交互，辅助医务工作者查询并获取药物相关知识并辅助用药及管理。

知识库的构建主要包括知识采集、知识梳理和数据处理。知识采集阶段主要搜索获得所有相关的药理学、诊疗学等知识和说明书等信息。知识梳理阶段将所获取的信息进行进一步整理，将非结构化的知识转变成半结构化的知识。数据处理的主要内容是建立所有信息之间必要的关系、对相关属性进行约束等。

### （一）系统体系框架

药物知识库包括三类库，即事实库、实例库、规则库，分别用于储存事实性知识、实例知识及各种规则。通过知识获取程序与人机交互界面的连接，可以实现知识库的更新编辑。同时，知识库作为核心，可通过推理机连接人机界面，为用户提供服务。知识库系统框架如图 2-32 所示。

1. **事实库**  事实库储存的内容主要为各种药物的基本信息。根据以药品说明书为主的知识资源，通过相应的文本工具，将结构化的药品信

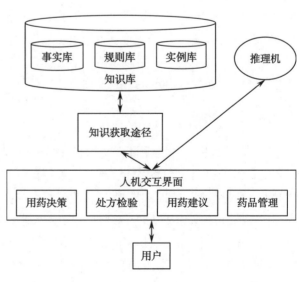

图 2-32    知识库系统框架

息，即名称、别名、类别、常用最小剂量、常用最大剂量、最大剂量、用法用量、适用人群、慎用人群、不良反应、检测指标等，以半结构化的形式储存。

2．**规则库**　规则库由前提和结论构成。由知识获取得到各种规则，其类型主要包括配伍禁忌、相互作用、处方审核中的重复用药和用量监测、用药警示等。

3．**实例库**　实例库主要通过大量临床经验总结，得到各种不同典型患者的联合用药方案。在我国老龄化社会的背景下，老年患者特别是慢性病患者病程长、合并症及并发症多、用药情况复杂，实例库将有助于为基层各种不同病情患者的用药提供参考。

### （二）知识采集

药物循证知识库中的知识主要来源于各权威指南、国家及国际标准、教科书、药品说明书、公开发表的论文等。知识库中的知识主要包括两大类：一类是药物的基本信息和相关属性，另一类是药物临床研究证据。

药物临床研究证据来自公开发表的论文。在中国知网（CNKI）、万方数据库检索相关药物近10年的临床研究论文，整理得到各种药物不同等级的临床证据。药物循证证据按质量和可靠程度分为七级（可靠性依次降低）：一级，临床对照试验的系统综述。二级，单个随机对照试验；三级，非随机对照研究的系统综述；四级，单个非随机对照研究；五级，无对照病例系列；六级，个人经验和观点；七级，基础医学研究（不直接相关）。知识库保持动态更新，在知识库后期的扩充阶段出现更高级别的证据时用更高级别的证据替代低级别的证据。

以糖尿病为例，目前糖尿病药物循证知识库收录了49种药品信息，其中胰岛素14种、其他降糖药物35种，基本覆盖了当前临床使用的所有降糖类药物。

### （三）知识梳理

知识梳理可以使杂乱无序的信息变得有序，可以获得关键性的术语，达到精准表达用药知识的目的，涉及知识的统一表达和概念提取。

1．**知识的统一表达**　为了保证知识库的实用性，须先对这些知识进行分类、规范化和统一化表达。具体来说，是将所有表述拆分成最小不可拆分单元，并将所有表述整理为统一的、计算机可以直接识别的术语。如格列本脲的说明书中标注了慎用人群，包括：体质虚弱者或药物循证不良者；老年患者；高热患者；肾上腺皮质功能或腺垂体功能减退者（尤其是未经激素替代治疗者）；肝肾功能不全者；甲状腺功能亢进者；恶心、呕吐患者。在整理时首先将这一段信息拆分，把所有涵盖多个信息的短语拆分成单个表达的信息，如将"肾上腺皮质功能或腺垂体功能减退者（尤其是未经激素替代治疗者）"表述为"肾上腺皮质功能减退，特别是未经激素替代治疗者"和"腺垂体功能减退，特别是未经激素替代治疗者"。然后对于概括性的术语如"肝功能不全"补充全部隐含的信息。经查询ICD-10所有与肝功能相关的疾病表述，得到"肝功能衰竭""急性肝功能衰竭""肝功能不全""肝功能异常"，将这些术语都加入这一条慎用人群的信息中。同时，为了避免知识库中出现相同信息表述不同的情况，注意在录入不同药物时，将说明书及其他参考资料中表述不一致的地方进行统一。以格列本脲的慎用人群信息为例，其规范化的表述见图 2-33。

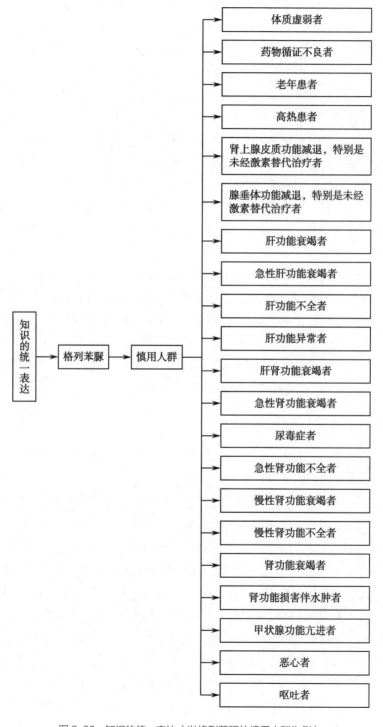

图 2-33　知识的统一表达（以格列本脲的慎用人群为例）

2．**概念提取**　概念提取是指从知识中抽取出关键词。为了确保概念的科学性和通用性，本书以中英文医学词表、开放生物医学本体组织（OBO）、临床医学系统术语（SNOMED CT）和相关权威指南等为参考，抽取药理学和临床循证证据相关的关键词。

知识收集与整理的整体流程如图 2-34 所示。

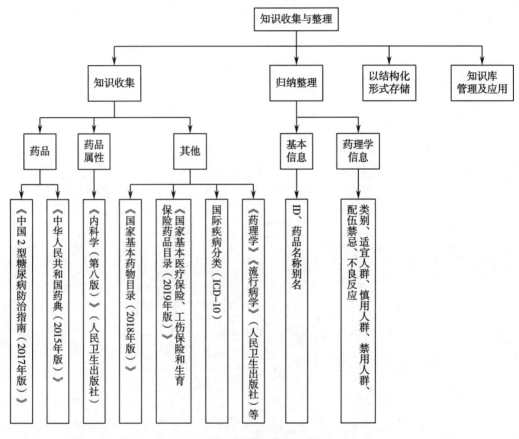

图 2-34　知识收集与整理

### （四）数据处理

1．**数据分类**　药物循证知识库中的数据由基本信息和药理学信息两部分组成。基本信息用于描述药品的基本属性，包括 ID、药品名称、别名；药理学信息用于描述药品的适用范围和使用注意事项，包括类别、适宜人群、慎用人群、禁用人群、配伍禁忌、不良反应。

2．**建立关联和约束**　属性用于建立概念 / 知识点之间的关联，涉及对象属性和数据属性。其中，对象属性用于描述两个概念之间的关系，包括适宜、慎用、禁用、配伍禁忌、不良反应等，如"二甲双胍、格列吡嗪"适用于"单用饮食控制疗效不满意的轻、中度 2 型糖尿病患者"，而"格列吡嗪"适用于"经体育锻炼及饮食控制疗效不满意的轻、中度 2 型糖尿病患者"；"体质虚弱者"应慎用"格列本脲"；"肾功能不全者"禁用"格列本脲";"格列本脲"不宜与"水杨酸类"合用;"格列本脲"可能存在"低血糖""上腹灼热感""黄疸""过敏"等不良反应。对象属性具有函数性、逆函数性、传递性、对称性、非对称性、自反性和不自反性等特征。这些特征有助于实现知识推理,使知识的表达更加丰富和灵活。数据属性用于描述个体和数值间的关系,如药品用量的最小剂量、最大剂量等。在确认药品的各类属性之后,在药品和属性、属性和属性之间建立一对一、一对多或多对一的约束,将所有无序的信息构建成一个知识网络。通过上述属性和约束,计算机可以判断处方的合理性。

# 三、药物循证知识库功能设计

## (一)辅助用药决策

药物循证知识库可以根据诊疗系统中的患者基本信息和疾病进展情况,辅助医生对不同情况的患者进行不同的处方判断。其逻辑顺序如图 2-35。

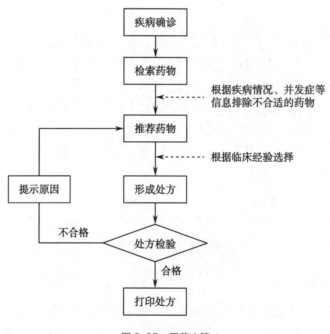

图 2-35    用药决策

药物循证知识库可为医务工作者用户提供两部分知识,一部分为以指南、教科书、文献、说明书等为主的药物基本信息,主要来自事实库;另一部分为来自实例库的大量临床经验总结的病例处方等。因此,用户一方面可以通过输入药品名称、种类等进行药品信息的查询;另一方面可输入患者的病情、症状等,通过系统推理与知识库进行匹配,得到推荐用药。此外,根据药品信息中的药物用法、检测指标等,还可得到包括时间、剂量、方式和随访检测等的用药提示(图 2-36)。

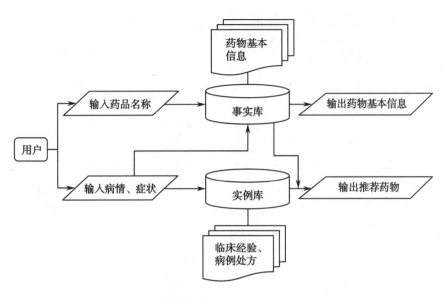

图 2-36　应用场景

## （二）处方检验

依据知识库中药品最大剂量、禁忌证等药品信息，以及配伍禁忌、药物相互作用等规则，对用药中的风险进行拦截或风险预警。与传统的人工核查方式相比，药物循证知识库有强大的知识检索功能。知识库的知识检索和结果判断更为可靠。不仅可以检索出与检索词字面匹配的内容，还能揭示出与检索词相关联的属性和概念，从而发现药物与药物、药物与属性、属性与属性间的相互关联，提高知识的获取效率和处方检验的准确性。例如检索"二甲双胍"，检索出的不仅是包含"二甲双胍"的术语，还呈现出与其相关的属性，如适用、慎用、禁忌人群和配伍禁忌等；二甲双胍的禁忌人群包括妊娠期妇女等，选择药物时系统将进行相关提示。通过在知识库中设立规则，对处方中的重复开药、过量开药等进行审核。如当处方中两种或以上药品存在相同成分，则为重复用药（实例见图 2-37）。知识库是一个整体的关系网络，所有的检索结果都展示为以检索词为中心的部分关系网络。通过知识网络间的联结，药物循证知识库可以有效地保证处方的合理性。处方审核内容见表 2-9。

表 2-9　处方审核内容

| 审核类型 | 审核内容 |
| --- | --- |
| 药品用量 | 审核药品的单次剂量、用药频次、日剂量、疗程是否有误 |
| 重复用药 | 审核患者是否同时开具相同药品或药理作用相似的药品 |
| 医院规定 | 审核医师处方是否符合医院、科室的特殊规定 |
| 配伍禁忌 | 审核药物配伍的合理性，患者的病史、用药史及是否存在药物过敏 |

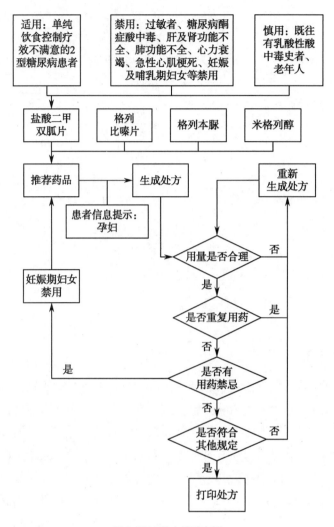

图 2-37　处方检验实例

## （三）个性化用药建议

结合患者的健康状况，如症状、体征、诊断结果、并发症情况、高危因素暴露情况、工作性质等再次检查处方，进行调整或给出合理的使用建议。如中成药消渴丸，体弱、老年患者、高热、垂体前叶功能减退或肾上腺皮质功能减退者慎用；老年人、既往有乳酸性酸中毒史者应慎用二甲双胍；瑞格列奈可影响服药者驾车和操作机器的能力，因此从事相关工作的患者应另择合适的药物。

为了提高患者的依从性及尽可能方便患者，还可以在处方时及用药阶段向患者提供医嘱及用药信息。医生开具处方的同时向患者提供书面或电子化的医嘱，随所用药物送达患者。医嘱主要包括药品基本信息，用法、推荐用量、最大剂量、适用／慎用／禁用人群、配伍禁忌、使用注意事项、不良反应等。在患者用药阶段，通过微信公众号向患者推送用药提醒，包括用药时间、用药方式、用药后监测指标及其他注意事项等。

### （四）药品管理

药品管理部分主要涉及用药过程中的事后数据分析与回顾。通过用药数据的分析与回顾，实时分析药物使用量排名、药物联用方案、药物费用排名、药物费用构成比、特殊用药情况等，提供趋势分析、排名分析、结构比例分析等，并以直方图、饼图、报表等进行可视化展示，为基层医疗机构提供药品采购、筹资等药品管理指导，实现管理职能部门对全院药物临床应用情况的快速掌控和及时干预调整。

## 第四节　健康教育处方库

随着我国经济建设的快速发展和国民生活节奏的不断加快，慢性病和老年疾病已经严重影响到了人们的生活和健康。加强国民健康管理关系到"健康中国"目标的实现。随着健康中国战略的持续推进，从"以治病为中心"到"以人民健康为中心"的理念升级，实现全民全覆盖、全过程的健康管理正在逐渐占据卫生健康服务体系顶层设计的重要位置。

健康教育处方是健康促进工作的载体之一，医生将健康知识传递给患者，让患者了解疾病的相关知识，掌握并获得健康行为，从而达到促进健康的目标。健康教育处方以社区常见病、慢性病的三级预防和重点人群管理为切入点，将营养膳食处方、烟酒节制处方、健康运动处方、合理用药处方、心理减压处方、中医调摄处方、疾病照护处方、康复自我管理处方八方面内容融为一体，为居民提供个性化的健康干预方案。

## 一、必要性分析

2016年全国卫生与健康大会提出了"以基层为重点，以改革创新为动力，预防为主，中西医并重，将健康融入所有政策，人民共建共享"的卫生与健康工作方针。习近平总书记强调，要把人民健康放在优先发展的战略地位，以普及健康生活、优化健康服务、完善健康保障、建设健康环境、发展健康产业为重点，为实现中国梦打下坚实的健康基础。

然而，当前基层医疗健康服务能力还很薄弱。常见病、慢性病的高发与居民自我保健意识的缺乏有关。如何做到"以健康为中心"，提升基层医务人员掌握和利用现有科学技术，实现切实有效、针对性强的精准健康管理服务的能力，提升居民的健康素养和自我健康管理能力，通过有效的个性化健康指导，让居民能够真正获得幸福感，是加强基层卫生工作和首都医药卫生改革的重点，也是破解和深化中国医药卫生改革的关键突破口。

广大市民的物质生活现已极大丰富，健康保健显得愈加重要，居民或患者就医不再单纯满足于传统的医疗护理技术服务，更需要获得健康保健知识及自我保健技能，这对医疗卫生工作提出了更高的要求和挑战。

在学术层面，近年来国内外学者的研究主要集中在健康教育处方的实施措施与临床应用效果方面。张民等通过搜集上海市某农村社区患者单病种疾病顺位，提出健康教育处方制定应重点关注的10种疾病（五官科疾病等）；孙承梅系统总结了健康教育处方的编制和使用情况，提出健康处方的编制和使用需注意相关疾病或健康问题、行为指导、适用范围及形式、效果评价等方面，应严格要求，充分发挥其作用；李红等为住院患者建立了中医辨证施护健康处方，借助图文卡片等进行健康教育，结果显示通过健康处方的使用，患者满意度提升，护士健康教育的依从性、执行力与准确性均有所提升；唐洪钦等通过临床对照试验探讨了全程式健康教育处方在人工髋关节置换术患者中的应用效果，发现全程式健康教育处方的引入有利于提高患者的健康教育知晓率和护理服务满意度，降低术后并发症的发生率，有助于改善健康结局；富志南等通过比较对照组和观察组糖尿病患者的知识掌握情况和疾病指标，发现个性化的健康教育处方（包括心理、治疗、饮食、运动和用药指导）有助于改善患者慢性病相关知识的掌握情况，提高患者的治疗依从性，改善患者的相关代谢指标。国外的健康教育处方研究重点关注慢性病、用药及运动指导相关内容。Cayuelas等通过前瞻性研究，对研究对象采取以药物卡片进行健康教育的干预措施，研究结果表明，采用药物健康教育处方可有效改善健康教育的效果；Josyula等研究探索了运动健康教育包（包括书面处方、运动工具包和运动生活指南）对患者体力活动水平的影响，结果表明，运动健康教育包对患者的体力活动水平有明显改善作用，建议纳入初级卫生保健范围；Tsang等通过一项前瞻性研究探讨了以健康处方形式进行的个性化健康教育是否可以改善接受雄激素剥夺治疗患者的骨骼健康状况，结果显示，尽管患者对健康行为的信息需求未得到满足且依从性仍较低，但患者改善健康的动力增加，并表现出对健康促进计划的兴趣。

在健康教育处方的信息化及其在社区全程化健康管理的应用方面，国内目前的研究较少，主要集中在建设经验及电子健康处方的使用效果方面。张雪峰等通过编制无锡市社区医生健康教育处方以配合社区卫生服务管理信息系统，总结了健康教育处方库框架构建的工作思路，提出其构建须做到高质量、精简易懂、精准、统一规范并富有吸引力的设计；戴春林等总结苏州区域电子健康教育处方的实施情况，提出了区域电子健康教育处方的建设思路、职能分工和操作流程等相关经验和体会；王文静等的研究表明，"电子健康处方"教育有利于空腹血糖受损患者更好地了解糖尿病知识，提高依从性，改善健康行为和健康结局。在英国、美国等发达国家，信息处方已普遍实施，并主要应用于健康教育、健康促进领域。国外专家学者在健康教育信息处方的资料来源、制定、使用形式及效果等领域均展开了一定研究。Brewster等研究了英国5个、美国1个健康信息处方相关网站，对比分析了当前信息处方资源的主要包括内容、质量可靠性、易获得性等；许珊珊等以"五行学说"为指导，制定辨证寻因、五色五味食补、五音疗法、四季养生的中医健康教育方案，评价了其在溃疡性结肠炎患者中的临床应用效果，研究证明，"五行学说"指导下的中医健康教育能提高溃疡性结肠炎患者对中医护理宣教的满意度，缩短住院时间，促进患者的康复。

基于此，针对当前存在的不足，在基层卫生辅助决策支持系统中引入健康教育处方库，旨在实现切实有效、针对性强的精准健康管理服务，推动居民健康素养和自我健康管理能力的提升，通过个性化的有效健康指导，让群众能够真正获得幸福感。

# 二、需求分析

## （一）用户需求

用户主要分为两大类。第一类用户是社区医务人员，包括社区卫生服务机构管理人员和家庭医生团队等；第二类用户是居民用户，包括签约人群、家庭成员（患者本人无法 / 不能使用手机接收智慧处方内容，家庭中某一位成员需要代替患者接收处方内容）。对于前者而言，需要有准确、科学、丰富的健康信息，以便开展健康促进、健康管理工作。同时，希望将计算机技术应用于基层健康管理中，降低医疗费用，并提升基层的工作效率与服务质量。对于居民而言，期待了解疾病的有关知识，得到个性化的健康干预方案。

## （二）业务需求

疾病的产生原因是多样性的，治疗途径应呈现多元化的特点，但目前大多数基层医务人员仅能承担简单的一般诊疗工作，尚未做到从"以疾病为中心"向"以健康管理为中心"的观念转变，难以开展以预防为主的健康管理服务。然而，居民对家庭医生团队期望值过高，希望在治疗、用药、护理、心理、运动、饮食、康复、照护及中医等多方面得到专业的指导和帮助。居民健康管理需求的不断释放与基层服务能力不足的矛盾急切需要利用信息技术加以解决。通过信息技术学习和传播营养膳食、运动、中医治疗等方面的知识，改变不健康的行为，预防疾病，保障居民健康。

# 三、总体架构

## （一）技术架构

首先，智慧健康处方系统采用数据 - 知识双引擎驱动机制，基于病历数据训练大数据模型，基于专家知识构建知识图谱；其次，通过融合算法将大数据模型分析和知识推理有机融合，以求在针对居民健康数据进行计算时可以使用融合后的算法进行更精准的推荐；同时，居民健康数据通过融合算法推荐出八种健康处方，系统会提醒家庭医生进行审核，确定不再调整后，生成最终的智慧健康处方；此外，系统还可以根据医生的需求，选择单个或一批患者，推送最终的智慧健康处方给居民；居民可以在相应的健康APP中随时调阅系统生成的八大健康处方，并遵循处方进行健康生活、运动或康复训练等（图 2-38、图 2-39）。

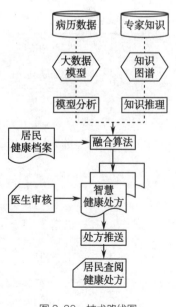

图 2-38　技术路线图

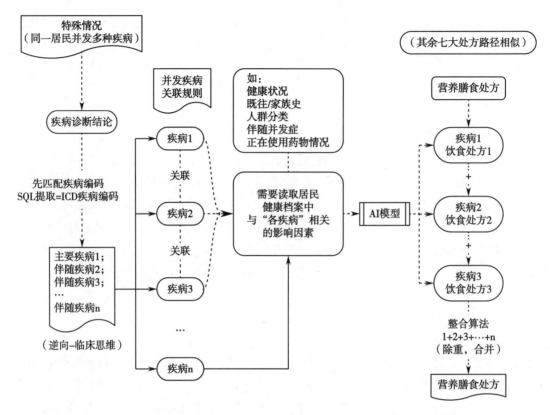

图 2-39　技术逻辑图

## （二）处方库应用服务结构

应用层和服务层是健康教育处方库提供的主要内容和服务形式，具体内容见表 2-10。

表 2-10　处方库 – 应用服务功能

| 处方库层级 | 服务功能 | 具体内容 |
| --- | --- | --- |
| 应用层 | 数据联动 | 系统可以与公共卫生系统的相关数据进行联动 |
| | 处方生成 | 系统基于大数据和知识库，结合居民具体健康数据，通过融合算法量身开具健康处方 |
| | 处方审核 | 医生对系统开具的智慧健康处方进行复审，可以精简、调整、编辑处方，审核后的处方可以推送给居民 |
| | 处方存档 | 系统开具的智慧处方、医生个性化编辑后的处方，系统统一存储，随时可以调取 |
| | 处方推送 | 医生可以选择单个或多个居民，批量推送健康处方 |
| | 处方查阅 | 查询系统开具由医生编辑复审的健康处方，居民可以在APP中随时查看自己的健康处方 |
| | 个性模板 | 可以使用个性模板功能，在智慧处方的基础上编辑个性化的处方模板 |

续表

| 处方库层级 | 服务功能 | 具体内容 |
|---|---|---|
| 应用层 | 服务管理 | 管理签约居民、配置服务包、提醒居民延期 |
| | 统计分析 | 统计分析医生开方数据、居民数据，生成统计报表，了解医生工作强度、居民健康水平和趋势、智慧健康处方系统的使用情况等 |
| | 机构管理 | 对使用系统的机构进行管理 |
| | 医生管理 | 对使用系统的医生用户进行管理，主要包括个人简介、出诊日期的管理 |
| | 居民管理 | 对使用系统的居民用户进行管理 |
| | 角色管理 | 配置系统中的用户角色，比如专门负责统计分析的工作人员，可以专门设置统计分析员角色，并在权限管理中设置相应的权限 |
| | 权限管理 | 配置不同角色用户的不同权限，可以授予或收回权限 |
| | 系统日志 | 系统中所有的用户操作、系统自动化操作、批量推送等操作均有日志进行记录，便于后期追溯 |
| 服务层 | 智慧开方服务 | 营养膳食智慧开方、健康运动智慧开方、烟酒节制智慧开方、心理减压智慧开方、中医调摄智慧开方、药物指导智慧开方、疾病照护智慧开方、康复管理智慧开方 |
| | 安全服务 | 使用本系统的用户在进行任何数据操作之前，须通过用户身份认证才能获得相应的功能、数据访问权限；在数据传输的任一环节，系统均进行数据安全检查，只有验证通过获得授权的数据才可以进行传输或存储 |

# 四、主要内容

智慧健康处方医学知识库是整合了中华医学会、中国医师协会等的高质量期刊文献，以及国内权威临床指南、临床教科书、工具书及国内外正式发表的指南规范等资源，并经过专家层层筛选论证，建成的智慧健康处方医学知识库，包括：（以疾病为主线的）四级预警规则库、（三级预防）病患因素库、疾病解读知识库、营养膳食知识库、健康运动知识库、心理减压知识库、烟酒节制知识库、中医调摄知识库、合理用药知识库、疾病照护知识库、康复管理知识库等多种丰富权威的知识资源。主要内容如下。

## （一）医生端的业务功能

1. **疾病分组管理**　通过不同签约居民的健康档案数据，可根据病历信息等数据源，自动分析出该居民当前的主要疾病，按照疾病名称进行疾病分组，方便家庭医生对居民的管理维护与日常操作。

2. **四级预警分析**　根据签约居民的健康档案数据，以疾病为主线，系统后台按照医学专家制定的规则，计算得出该居民所患疾病的不同危险预警等级，划分为四个级别：Ⅰ蓝色预警（未发病，或患病后相关指标控制较好：达标，或可恢复）；Ⅱ黄色预警（疾病初发刚确诊，或患病已久但相关指标控制不佳：未达标）；Ⅲ橙色预警（有突发急重症情况，须马上转诊）；Ⅳ红色预警（有严重并发症、致残、致死可能）。家庭医生用户可根据居民所患不同疾病的危险等级，有针对性地定义出本次个性化的智慧健康指导处方。

3．**居民筛查管理**　在居民管理页面，家庭医生用户可根据五大维度（五个层次：姓名关键字、性别、年龄段、疾病筛查、四级预警等级）对所有患者群体/签约居民进行筛查、检索，五个维度/条件可按不同方法混合细查，可大大提高对居民的管理效率，减少不必要的时间浪费，减轻工作负担。

4．**健康档案解读**　系统集成了健康档案自动解读功能，当不同居民的健康数据被导入系统后台后，医生用户可通过前端登入不同患者的健康档案界面，系统自动标注出该患者身体指标异常值预警（如体温、BMI、呼吸、脉搏等）及相应的诊断提示（血压、血糖、血脂等），并将该居民各阳性标签自动匹配到系统后台，影响后续智慧处方的生成策略。

5．**处方历史记录**　处方历史记录记载了每一位签约居民所有不同日期的处方历史、生成的健康处方类型条目及具体内容，供家庭医生/管理者按时间顺序查看该居民健康指导处方的效果或依从性评价。

6．**处方推送功能**

（1）批量添加居民：家庭医生可根据所患不同疾病类型进行批量添加居民，通过每位居民所需的不同处方类型，进行个性化的健康指导处方生成及推送，可大幅降低家庭医生管理签约患者（相应处方生成及推送）的时间成本，提高工作效率。

（2）八大处方推送：处方推送页面功能的详细介绍，可系统分为三层级浏览，分别是居民列表、疾患列表、处方类型列表。

1）居民列表：即已选居民，是指本次操作要推送处方的居民名单（不同居民可定制不同的健康处方内容）。

2）疾患列表：含预警等级（不同疾病的预警等级），由医生勾选本次主要疾病，进一步生成健康指导处方。

3）处方类型列表：含八个维度的健康指导处方，分别为营养膳食处方、健康运动处方、烟酒节制处方、心理减压处方、中医调摄处方、合理用药处方、疾病照护处方、康复管理处方。

（3）病患因素更新：家庭医生可根据每种类型处方的特点，有针对性地选择处方库查看按钮，调整系统自动为该居民匹配的病患因素，医生用户可在推送前实时更新居民的病患因素情况。

（4）处方预览/编辑：家庭医生针对不同居民选择不同类型处方确认后，可通过【推送内容－预览】中的深色标签区域，预览处方详情内容。在预览过程中，若发现不合适的内容，可及时更改调整，从而生成不同类型的个性化指导建议。

（5）处方一键推送：在以上流程确认无误后，家庭医生可通过左下方的【一键推送】

按钮将处方推送至签约居民的手机微信端（已绑定手机微信的签约患者），方便居民查阅、学习、使用。

### 7. 处方自定义打印

（1）打印处方层级选择：选择【一键打印】按钮弹出的提示页面，首先显示的是三级处方层级的选择，包含：第一级，健康指导处方（总纲）；第二级，八大健康处方（指导原则）；第三级，八大健康处方（详细解读版）。

（2）分层浏览/选择打印：分层浏览指分三个层次，选择处方内容浏览。第一层是患有疾病、预警等级、选择（勾选）本次主要的疾病，推送给居民；第二层是八个类型健康处方（饮食、运动、心理、烟酒、中医、用药、护理、康复）的选择；第三层是每个类型处方下的详细内容选项（来源于医学专家梳理的处方库），可根据本次就诊/随访的居民情况所需，选择需要的内容选项。选择打印即选择好相关内容后，系统会自动按照选择的顺序排序，进行打印。

（3）打印内容预览/编辑：家庭医生针对不同居民所需不同类型处方进行确认后，可通过【打印内容 - 预览】中的深色标签区域，预览处方详情内容。在预览过程中，若发现不合适的内容，可及时更改调整，从而生成/打印不同类型的个性化健康指导处方。

### 8. 病患统计分析 病患统计分析功能见表 2-11。

表 2-11 病患统计分析功能

| 病患统计分析 | 功能 |
| --- | --- |
| 病患分析 | 分析展示常见的慢性疾病在该社区的精确人数和所占比例 |
| 居民群体分析 | 按不同的年龄段，显示不同群体在该社区所覆盖的具体人员数量和所占比例 |
| 慢性病分析 | 分析展示不同月份慢性病患者人数的比较 |
| 四级预警分析 | 以疾病为主线，设置不同疾病状态下的居民数量在四级预警中的比例 |
| 科室分析 | 根据不同科室，查看不同月份接诊患者的人数变化及升降态势 |

（1）病患分析：按照本社区常见的慢性疾病进行统计分析，前端显示效果一张动态化的饼状图，显示的内容为常见慢性疾病在该社区的精确人数和所占比例。

（2）居民群体分析：按不同的年龄段进行划分，如婴儿、幼儿、儿童、少年、青年、中年、老年等不同群体，显示不同群体在该社区所覆盖的具体人员数量和所占比例，前端通过环状图效果呈现。

（3）慢性病分析：可通过两类柱状图显示：第一类以时间轴为顺序，查看不同月份不同疾病的患者数量及比较；第二类按疾病划分，查看每种疾病在不同月份的增长趋势和不同月份慢性病患者人数的比较，可让家庭医生/管理者一目了然，管理签约居民，进行疾病分析统计。

（4）四级预警分析：以疾病为主线，设置不同疾病状态下的居民数量在四级预警中的比例，以饼状图的效果呈现。其中会显示同种疾病不同预警等级的所占比例和具体接诊人数，让家庭医生/管理者具体了解本社区不同种疾病状态下，居民群体所患疾病的严重层次分布状况。

（5）科室分析：按照科室类别进行患者人数统计，可通过曲线走势图，浏览查看不同月份接诊患者的人数变化及升降态势，联合饼状图分析对应科室接诊量所占的比例，比如内科、外科、妇科、儿科、全科等。

### （二）居民端的主要功能

**1. 医生推送**　签约居民完成微信绑定后，可实时接收医生点击推送的健康处方报告，在微信聊天页面收到一条未读消息，选择消息进入相应小程序页面后，分为 3 个一级页面供选择。第一个一级页面即【医生推送】，是本次家庭医生为该居民定制并推送的几项健康指导处方，可接收家庭医生定制的处方。

**2. 智慧处方-八大处方查看**　第二个一级页面是智慧处方，是一个九宫格结构，中间是四级预警，周围是八项及不同的健康指导处方。

**3. 智慧处方-健康助手**　九宫格的下方是健康助手，内含八项功能，每次居民阅读处方的行为会同步记录在云端服务器，方便家庭医生了解居民的依从性。

（1）疾病解读：详细介绍疾病的诱发因素、症状表现、防治措施、专家提示建议。

（2）医学图解：以通俗易懂、图文并茂的形式，从疾病预防、日常检验检查、诊断流程、应急措施、病因判断、器官损害、控制方法、药物治疗、康复评估等角度全面阐述常见疾病的发病、预防、治疗、康复。

（3）中医体质辨识：通过中医体质标准量表对居民体质进行全面量化分析。

（4）烟草依赖测试：通过烟草依赖标准量表对居民烟草依赖情况进行量化分析。

（5）居民留言：居民可以对使用过程中的问题或健康问题进行留言，后台医生看到会进行回复。

（6）处方记录：居民的历史处方记录。

（7）健康数据：记录居民的历史健康数据详情。

（8）未来扩展功能。

**4. 医学知识检索**　用户可在智慧健康处方知识库系统对疾病名称、症状、检验检查、药品商品名和通用名等进行检索。该功能自动根据关键词的相关程度对检索结果进行排序。用户还可根据成人、儿童和患者对检索结果进行筛选和重新排序。

**5. 个人中心-个人信息**　第一项是签约居民的健康档案，包括健康体检数据信息、疾病情况等；第二项是家庭成员管理，可切换至家庭中不同的签约成员，为家中老年人、儿童等人群接收处方提供便利；第三项是个人信息，含有基础个人身份信息等。

**6. 个人中心-我的医生**　包括家庭医生的姓名、所在科室以及医生的专长，疾病的诊断、治疗和管理范围，可点击【进入】查看详细的签约服务包内容。

**7. 个人中心－医生坐诊信息** 排班信息显示的是在本周内医生的坐诊信息，包括上午、下午或晚上等，让签约居民实时了解医生排班出诊的情况，改善社区签约互动的效果。

# 第五节 双向转诊知识库

为了辅助基层医生及时识别急难重症以及慢性病的并发症，不延误患者病情，本节以糖尿病为例，介绍双向转诊知识库的构建过程，旨在将抽象的知识转化为计算机可以自动识别的标准。

## 一、向上转诊

双向转诊知识库以原国家卫生计生委办公厅颁布的《关于做好高血压、糖尿病分级诊疗试点工作的通知》为主要参考依据，梳理和分析在分级诊疗过程中高血压、糖尿病转诊的要求，抽取出可以量化的要求或标准，转化为计算机能够识别的量化指标，在患者检验检查过程中精准识别高危指征，辅助基层医生及时做出向上转诊的决定，以免贻误治疗的最佳时机。该文件涉及向上转诊的标准主要有 12 类，本部分分别对这 12 类标准进行梳理，总结出更加细化的识别标准，具体见表 2-12、表 2-13。

表 2-12　向上转诊标准与自动识别标准

| 序号 | 向上转诊标准 | 自动识别标准 |
| --- | --- | --- |
| 1 | 初次发现血糖异常，病因和分型不明确者 | ①初次发现血糖异常<br>②病因和分型不明确 |
| 2 | 儿童和年轻人（年龄<25岁）糖尿病患者 | ①年龄<25岁<br>②空腹血糖≥7.0mmol/L或糖负荷后2h血糖（OGTT）≥11.1mmol/L |
| 3 | 妊娠和哺乳期妇女血糖异常者 | ①妊娠和哺乳期妇女<br>②75g OGTT，5.1mmol/L≤空腹血糖<7.0mmol/L，或OGTT 1h血糖≥10.0mmol/L，或8.5mmol/L≤OGTT 2h血糖<11.1mmol/L |
| 4 | 糖尿病急性并发症患者 | ①严重低血糖或高血糖伴或不伴有意识障碍（糖尿病酮症）<br>②疑似为糖尿病酮症酸中毒、高血糖高渗综合征或乳酸性酸中毒 |
| 5 | 反复发生低血糖 | ①一周内低血糖次数≥4次<br>②非糖尿病患者血糖<2.8mmol/L，或糖尿病患者血糖≤3.9mmol/L |

续表

| 序号 | 向上转诊标准 | 自动识别标准 |
|---|---|---|
| 6 | 血糖、血压、血脂长期治疗（3~6个月）不达标者 | ①3~6个月治疗后；②控制目标：空腹血糖4.4~7.0mmol/L或非空腹血糖<10.0mmol/L，血压<130/80mmHg，总胆固醇<4.5mmol/L，高密度脂蛋白胆固醇男性>1.0mmol/L、女性>1.3mmol/L，甘油三酯<1.7mmol/L，低密度脂蛋白胆固醇（未合并动脉粥样硬化性心血管疾病者<2.6mmol/L；合并动脉粥样硬化性心血管疾病者<1.8mmol/L） |
| 7 | 糖尿病慢性并发症治疗有困难者 | 视网膜病变、肾病、神经病变、糖尿病足或周围血管病变等慢性并发症的筛查、治疗方案的制定和疗效评估在社区处理有困难者 |
| 8 | 糖尿病慢性并发症导致严重靶器官损害需要紧急救治者 | ①急性心脑血管病②糖尿病肾病导致的肾功能不全③糖尿病视网膜病变导致的严重视力下降④糖尿病外周血管病变导致的间歇性跛行和缺血性症状⑤糖尿病足 |
| 9 | 血糖波动较大，基层处理困难或需要制定胰岛素控制方案者 | 系统提供不同的血糖波动监测方法对应的正常参考值，结合基层医生判断 |
| 10 | 出现严重降糖药物不良反应难以处理者 | 系统提供药物不良反应知识，结合基层医生判断 |
| 11 | 明确诊断、病情平稳的糖尿病患者的年度评估 | 明确诊断、病情平稳的糖尿病患者每年应由专科医师进行一次全面评估，对治疗方案进行评估 |

表2-13　糖尿病急性与慢性并发症的症状与判断标准

| 糖尿病并发症 | 临床主要症状 | 判断标准 |
|---|---|---|
| **糖尿病急性并发症** | | |
| 糖尿病酮症酸中毒（DKA） | 多尿、烦渴多饮和乏力症状、恶心、呕吐、头痛、烦躁、嗜睡等症状，呼吸深快，呼气中有烂苹果味 | 血清酮体≥3mmol/L或尿酮体阳性 |
| 高血糖高渗状态（HHS） | 意识障碍 | ①血糖≥33.3mmol/L②有效血浆渗透压≥320mOsm/L③血清$HCO_3^-$≥18mmol/L或动脉血pH≥7.30④尿糖呈强阳性，而血清酮体及尿酮体阴性或为弱阳性⑤阴离子间隙<12mmol/L |
| **糖尿病慢性并发症** | | |
| 糖尿病肾病（DN） | 晨起眼睑、颜面部浮肿，食欲减退 | UACR≥30mg/g或eGFR<60mL/（min·1.73m$^2$） |

续表

| 糖尿病并发症 | 临床主要症状 | 判断标准 |
|---|---|---|
| 糖尿病视网膜病变 | 视力下降，复视，眼前有黑色的物体漂浮感 | 眼底检查中出现微血管瘤 |
| 糖尿病神经病变 | 四肢末端对称性麻木、刺痛、烧灼感及感觉异常；皮肤色泽黯淡，汗毛稀少，皮温较低或泌汗异常；痛温觉、震动觉减退或缺失；肌肉无力 | 双侧肢体疼痛、麻木、感觉异常 |
| 糖尿病性下肢血管病变 | 间歇性跛行，静息痛，足背动脉搏动明显减弱或消失 | （1）ABI≤0.9<br>（2）运动时出现下肢不适且静息ABI≥0.9 |
| 糖尿病足 | 以往有过足溃疡或截肢的病史；下肢麻木、刺痛或疼痛，尤其是夜间疼痛 | 足部检查，足畸形、胼胝、溃疡、皮肤颜色变化；足背动脉和胫后动脉搏动、皮肤温度以及感觉异常等 |

## 二、下转至基层医疗卫生机构

下转至基层医疗卫生机构主要由上级医院判断，主要是经治疗之后，血糖、血压、血脂达标或控制比较稳定的患者。因本部分主要针对基层医疗卫生服务机构，向下转诊的具体内容不详细阐述。

## 第六节 医疗卫生资源管理知识库

本节分析不同层级和部门对医疗卫生资源管理知识库的需求，阐述医疗卫生资源管理知识库的逻辑框架，介绍医疗卫生资源管理知识库的数据来源，并从区级社区卫生服务管理中心的角度进行医疗卫生资源管理知识库的功能设计，主要包括 5 个功能模块（卫生资源配置分析模块、疾病统计模块、就医分析模块、人口信息模块、决策建议模块）。

## 一、需求分析

### （一）业务需求分析

1. **医药卫生体制改革需求** 我国经济正处于高速发展时期，人民物质以及文化水平不断提高，居民的健康意识也在不断提升，由于对优质医疗卫生资源的过度追求，患者涌入三甲医院，导致三甲医院人满为患，基层医疗机构患者流失。从 2016 年的全国数据来看，近 2 亿的出院患者中，不到 1/4 在基层，医疗资源分配很不均衡。因此亟须加强对社区卫生资源的合理管理，推进优质医疗资源下沉，提高基层医疗卫生机构的服务能力，落实分级诊疗制度。

2016年12月27日，国务院印发了《"十三五"深化医药卫生体制改革规划》（国发〔2016〕78号），其中明确提到了分级诊疗制度建设的主要内容，鼓励各地结合实际推行多种形式的分级诊疗模式，推动形成基层首诊、双向转诊、急慢分治、上下联动的就医新秩序。部分建设内容如下：①健全完善医疗卫生服务体系。优化医疗卫生资源布局，明确各级各类医疗卫生机构功能定位。②提升基层医疗卫生服务能力。强化社区卫生服务中心及乡镇卫生院基本医疗服务能力建设，加强县级公立医院综合能力建设和学科建设。③推进形成诊疗－康复－长期护理连续服务模式。明确医疗机构急慢分治服务流程，建立健全分工协作机制，畅通医院、基层医疗卫生机构、康复医院和护理院等慢性病医疗机构之间的转诊渠道，形成"小病在基层、大病到医院、康复回基层"的合理就医格局。④科学合理引导群众就医需求。建立健全家庭医生签约服务制度，通过提高基层服务能力、医保支付、价格调控、便民惠民等措施，鼓励城乡居民与基层医生或家庭医生团队签约。

分级诊疗模式的落实，离不开卫生资源的合理配置，因此需要强有力的卫生资源管理机制作为支撑。通过建立医疗卫生资源管理知识库，可以提高社区卫生资源管理水平，从信息技术层面促进医药卫生体制改革。

**2. 业务管理需求**    在社区卫生资源管理中，管理主体和客体之间的关系实际上是以信息为中介的，通过信息的传递、交换、处理、利用和反馈等过程实现。社区卫生管理者为达成既定目标，从若干个可选择的行动方案中挑选出最优方案并付诸实施的过程即为决策，而信息活动贯穿于科学决策全过程的每一个环节，因此及时获取管理决策所需的完整、准确的信息是其重要的前提条件。为满足宏观卫生管理和机构具体业务管理不同形式的卫生信息服务需求，需要借助数理统计分析、数据挖掘、数据仓库、网格技术、分布式计算等多种技术手段。

过去我国社区卫生服务机构的信息化应用程度不高，信息系统功能单一，上级部门要了解辖区内社区卫生服务机构的工作情况只能通过原始的手工报表进行数据汇总。随着计算机的快速应用，部分地区将相关工作报表的内容进行了整合，采用电子化网络直报形式收集所需数据。为适应新的发展要求、全面支撑社区卫生改革，北京市等多地建立了社区卫生服务综合管理信息系统，一是为社区卫生服务机构的业务处理提供一个便捷的信息化操作平台，二是为市级和区级管理部门提供一个高效的信息化管理和统计分析平台，提高对社区卫生服务的监督管理能力。

目前，社区卫生信息化建设形成了海量的卫生数据资源，如何有效分析和利用这些数据资源是当前面临的一个重要问题。利用信息技术对这些原始数据进行综合分析和处理，发掘蕴含在其中的规律和内涵，可以使管理者及时掌握社区卫生资源利用、绩效和服务质量等的动态情况，为资源规划和管理决策提供依据，从而充分发挥卫生信息资源的价值。但是目前对数据的利用还停留在简单的统计分析和报表层面，缺乏深度挖掘和分析利用，也不能从社区各业务信息系统中直接采集所需数据或自动生成相关指标。

因此，卫生资源管理知识库可以通过统计学方法对卫生资源的相关指标进行分析比较，自动生成资源配置的一些统计图表和数值提醒，有利于帮助管理者系统梳理社区卫生服务机构资源配置的相应情况。

## （二）用户需求分析

社区卫生服务机构的卫生资源管理主要分为两个方面，一是政府部门对社区卫生服务机构的卫生资源管理，二是社区卫生服务机构对卫生资源的自我管理。

**1. 政府部门**　社区卫生服务的发展离不开政府的组织、领导和支持。根据政策文件规定，在实施社区卫生服务机构的卫生资源管理过程中，卫生行政部门是牵头组织部门（设有社区卫生服务管理中心的，由该部门负责执行），其他相关部门参与实施。因此，本部分主要侧重分析市/区级卫生行政部门及其下属社区卫生服务管理中心的工作职能，从而更好地了解政府部门对社区卫生资源管理知识库的功能需求。

由图 2-40 可以看出，区县社区卫生服务管理中心起到"承上启下"的作用，既直接对社区卫生服务机构的卫生资源进行管理，又把社区卫生服务机构的相关情况汇报至上级行政部门以及市级社区卫生服务管理中心。该医疗卫生资源管理知识库主要从区级社区卫生服务管理中心的应用角度进行设计，可以满足其以下需求：①通过获取就医分析的统计结果，全面了解辖区内的居民就医情况，及时准确把握辖区内各社区卫生服务机构在分级诊疗中起到的作用。②通过获取疾病统计分析结果，科学制定辖区内社区卫生服务机构的工作重点，制定更有针对性的疾病基层综合防治规划。

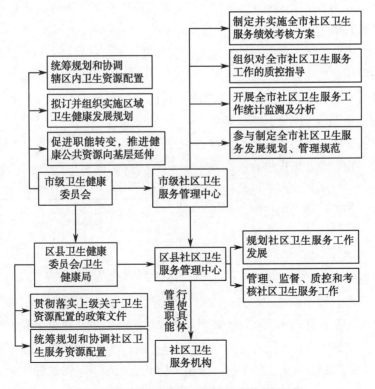

图 2-40　市/区级社区卫生管理部门的主要职责

2．社区卫生服务机构需求分析　2015 年，国务院办公厅印发《关于推进分级诊疗制度建设的指导意见》，明确提出到 2017 年，分级诊疗政策体系逐步完善，优质医疗资源有序有效下沉，基层医疗卫生机构诊疗量占总诊疗量比例明显提升。到 2020 年，分级诊疗服务能力全面提升，基本建立符合国情的分级诊疗制度。

然而，到目前为止，各级各类医疗机构诊疗服务功能定位依然没有完全体现，大医院仍然存在人满为患的情况，未能充分体现出城市三级医院主要提供急危重症和疑难复杂疾病的诊疗服务，县级医院主要提供县域内多发病、常见病诊疗，以及疑难复杂疾病和急危重症患者抢救向上转诊服务的功能定位。在这种背景下，社区卫生服务机构需要加快步伐提升自我管理能力，促进机构转型，明确自身的功能定位。

## 二、医疗卫生资源管理逻辑框架

卫生资源管理是指根据国家政策法规和社会对不同层次医疗卫生服务的需要和需求，对卫生资源进行规划、合理配置和调控，并对卫生资源的使用情况进行监督、指导的管理活动。优化配置卫生资源能提供有效的医疗卫生服务，取得最大的经济效益和社会效益。

因此，社区卫生服务管理中心要对辖区内的社区卫生服务机构进行卫生资源的优化配置，前提是充分了解社区卫生服务机构的卫生资源供给情况、辖区居民对社区卫生服务机构所提供卫生服务的需求情况以及卫生服务的利用情况，再根据这些信息来判断社区卫生服务机构的卫生资源配置是否合理，并对卫生资源作出调整，使之既满足居民的健康需求，又实现最佳效率。

通过信息技术、循证手段实现社区卫生资源管理是必然的发展方向。近年来逐渐完善的社区卫生信息化建设也提供了软硬件环境支持，形成了大量的卫生数据资源，使得社区卫生资源的信息化管理具有可实现性。因此，通过构建医疗卫生资源管理知识库，可以提供循证支持，促进信息交流，高效地收集、分析、管理社区卫生服务机构的卫生资源数据，为卫生资源管理提供有效的支撑。医疗卫生资源管理知识库的逻辑框架是从社区卫生服务管理中心的角度进行设计，以满足其在管理社区卫生服务机构卫生资源过程中的信息需求。医疗卫生资源管理知识库的逻辑框架见图 2-41。

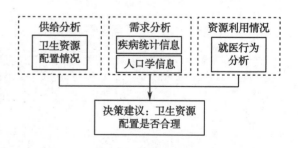

图 2-41　医疗卫生资源管理知识库的逻辑框架

医疗卫生资源管理知识库主要进行卫生资源的供给分析、需求分析、利用情况分析，并结合这三方面的信息自动生成决策建议。其中，供给分析主要从卫生资源配置情况的角度进行分析，需求分析主要从辖区内人口学信息和疾病统计信息的角度进行分析，卫生资源的利用情况主要从就医行为的角度进行分析。因此，医疗卫生资源管理知识库按照此逻辑框架设计了五个功能模块：卫生资源配置模块、人口学信息模块、疾病统计模块、就医行为模块、决策建议模块。决策建议模块可以统一查看知识库提供的各条建议，同时这些建议也会在其他功能模块中以提示的形式出现。

# 三、主要内容

医疗卫生资源管理知识库的建设目标是辅助区级社区卫生服务管理中心科学合理地管理辖区内社区卫生服务机构的卫生资源，提高区级社区卫生服务管理中心的管理效率和水平。

以下将对医疗卫生资源管理知识库的数据来源进行介绍，之后再分别介绍五个模块的功能设计。

## （一）数据来源

数据收集是进行数据分析、挖掘的必要步骤，是知识库构建的前提。数据库主要存放知识库构建所涉及的各类数据，应持续更新，保证知识库的科学性和动态性。医疗卫生资源管理知识库的原始数据来源于政府部门发布的政策文件、统计报告，社区卫生服务常规监测所得数据，区级社区卫生服务管理中心和社区机构各种业务信息系统的数据汇总和统计，居民健康档案、公共卫生和医疗服务统计数据，专家经验，以及通过文献调研、现场调研和相关课题研究获得的数据。

1. 政策文件、统计报告　通过查看政策文件，可以获取一些数据指标的标准参考值，这些标准的制定均经过了多次的实践调查和专家讨论，是强有力的参考数据。例如《社区医院基本标准（试行）》提出了对社区医院的发展要求，其中包括床位设置要求，以老年科等四大科室为主。这些可以作为社区卫生服务管理中心指导社区卫生服务机构向社区医院方向发展的参考依据。通过当地政府部门的统计报告，可以了解区域内的人口学基本信息以及卫生资源的原始数据。例如北京区域统计年鉴包含了北京市各区的常住人口数、卫生技术人员数等信息。

2. 社区卫生服务常规监测所得数据　随着卫生信息化的发展，利用网络直报的形式按要求上报社区卫生服务常规监测数据已成为常态。这些数据主要有三个作用：一是用于卫生行政部门对社区卫生服务机构各项工作的日常监督和管理；二是便于卫生行政部门实现社区卫生数据的统计与公开；三是作为各社区卫生服务机构工作绩效考核的客观指标，为政府决策提供依据。

社区卫生服务常规监测数据具有以下特点：①准确性：社区卫生服务常规监测数据的上报人员要参加数据填报的培训，另外，数据在上报过程中要经过层层审核，及时发现并更正错项、漏项及逻辑错误，保证录入数据的完整性和准确性。②可得性：社区卫生服务常规监测数据的上报工作具有一定的强制性，因此确保了数据的可得性。③连续性：社区卫生服务常规监测数据以一定的周期进行上报，便于观察统计指标的动态变化。也正是因为这些特点，社区卫生服务常规监测数据成为医疗卫生资源管理知识库必不可少的数据来源。

　　以北京市的社区卫生服务常规监测报表为例进行介绍。自2007年起，原北京市卫生局将有关社区卫生服务的数据报表内容进行了整合（包括日常工作报表），形成常规数据监测报表系统，采用电子化网络直报的形式上报数据。2009年出台的《北京市社区卫生服务常规监测实施方案》近年来也不断地被更新，新增和新修订了指标项目，部分区也根据自身情况对实施方案进行了更具体的解读。

　　北京市社区卫生服务常规数据监测报表系统共有53张，分为月报、季报、年报，年报的填报机构包括区级卫生健康委或社区卫生服务管理中心、社区卫生服务中心/服务站，月报、季报则由社区卫生服务中心和社区卫生服务站填写，所有在运营的社区卫生机构都要在系统内维护、填报数据，见表2-14。

表2-14　北京市社区卫生常规数据监测报表分类

| 报表类型 | 填报机构 | 填报内容 | 数据项目类别 |
|---|---|---|---|
| 年报 | 区级卫生健康委或社区卫生服务管理中心 | 区级基本情况：区级基本信息、人口情况、卫生经费、医疗保障、社区卫生服务机构设置 | 社区卫生机构服务质量抽查 |
| | 社区卫生服务中心与独立站 | 机构基本信息、设备资产情况、政策执行情况、辖区一般情况 | 机构人员基本情况 |
| | 社区卫生服务站 | 机构基本信息、对口支援、家庭医生式服务、政策执行情况、服务提供情况、财务收支情况 | 机构人员基本情况 |
| 月报、季报 | 社区卫生服务中心与独立站 | 财务收支、重点服务提供情况 | 团队、家庭医生式服务、对口支援 |
| | 社区卫生服务站 | 财务收支、重点服务提供情况 | 团队、家庭医生式服务、对口支援 |

　　全部报表中的数据项分为5个大类、27个小类。数据类型分为文本型数据和数值型数据，其中数值型数据又可分为计数资料（定性指标或分类变量资料）和计量资料（定量资料或数值变量资料），见表2-15。

　　**3. 社区卫生管理数据**　社区卫生管理数据主要来源于区级社区卫生服务管理中心和社区机构各种业务信息系统的数据汇总和统计，还有通过现场调研和相关课题研究获得的数据。依托于现有的信息系统来收集数据，可以提高数据的利用率。例如，北京市新社区卫生服务综合管理系统目前已被用于收集居民健康档案管理、基本医疗管理、公共卫生管理、药品管理等方面的信息。若能与该系统进行数据共享，则可以获得大量的相关卫生数据，包括：①居民健康档案中的家庭和个人就诊信息，档案以家庭为单位建立，首页包括家庭基本信息、医保编码和身份证等数据，个人信息包括基本病史、过敏史、健康行为习惯等。②基本医疗情况：社区卫生服务机构首诊人数、诊疗疾病类别等。③公共卫生情况：儿童保健、妇女保健等信息。④药品管理：药品的入库、出库、盘库管理信息等。⑤收费信息：患者历次就诊费用、结账等信息。

表 2-15 常规监测的数据项目分类

| 项目 | 表号 | 项目 | 表号 |
|---|---|---|---|
| 1. 区级基本情况 | | 5. 服务提供情况 | |
| 区级基本情况 | 京卫社S1-1 | 5.1公共卫生服务提供 | |
| 人口信息 | 京卫社S2-2、S1-2 | 健康档案情况 | 京卫社S2-10-1、S4-4-1 |
| 卫生经费情况 | 京卫社S1-3 | 慢性病管理情况 | 京卫社S2-10-2、S4-4-2 |
| 医疗保障信息 | 京卫社S1-4 | 健康管理情况 | 京卫社S2-10-3、S4-4-3 |
| 机构设置情况 | 京卫社S1-5 | 健康教育与健康促进情况 | 京卫社S2-10-4、S4-4-4 |
| 2. 机构基本情况 | | 工作量情况 | 京卫社S2-10-5、S4-4-5、S2-10-6、S4-4-6 |
| 机构基本情况 | 京卫社S1-7、S2-1、S2-2 | 5.2基本医疗服务提供 | |
| 3. 机构人员基本情况 | | 诊疗情况 | 京卫社S2-12-1、S4-5-1 |
| 机构总体人员情况 | 京卫社S2-3、S4-3 | 住院情况 | 京卫社S2-12-2、S4-5-2 |
| 团队建设 | 京卫社S2-8、S4-8 | 双向转诊情况 | 京卫社S2-12-3、S4-5-3 |
| 个人信息 | 京卫社S3 | 家庭病床情况 | 京卫社S2-12-4、S4-5-4 |
| 4. 机构运行保障情况 | | 其他情况 | 京卫社S2-12-5、S4-5-5 |
| 财务收支情况 | 京卫社S2-9-1、S2-9-2、S4-9-1、S4-9-2 | 延长服务时间工作情况 | 京卫社S2-12-6 |
| 设备资产情况 | 京卫社S2-4、S2-7、S4-7、S2-5 | 24小时医疗应急处置工作情况 | 京卫社S2-12-7 |
| 政策执行情况 | 京卫社S2-6、S4-2 | 服务质量抽查 | 京卫社S1-6 |
| | | 5.3其他服务形式 | |
| | | 对口支援情况 | 京卫社S2-11、S4-6 |
| | | 家庭医生式服务 | 京卫社S2-13、S4-10 |

4. 专家经验 专家评估法是组织相关领域专家使用专业知识和经验，通过直观的感应，综合分析和研究预测对象的过去、现状及发展变化过程，找出预测对象的变化和发展规律，从而判断预测对象未来的发展趋势。根据专家经验获得某领域的信息具有以下特点：①能紧密结合具体情况进行评价，具有较强的针对性；②由本领域的专家进行评价，且实行少数服从多数的原则，具备一定的科学性。但该方法同时也存在客观性不足的缺点，可与定量分析方法进行互补。

5. **文献调研获得的数据**    文献法超越了时间和空间的限制。文献调查是在前人和他人工作成果的基础上进行，是获取知识的捷径；而且不需要大量的研究人员和专用设备，可以比其他调查方法以更少的人力、资金和时间获得更多的信息。

6. **现场调研和相关课题研究获得的数据**    现场调研和课题研究具有更强的灵活性，调查者能够根据研究目的和实际情况，及时动态调整调查对象和调查指标，获取目前缺乏的一些数据。但其执行力不如政府部门要求进行的日常监测工作，可能会存在更多的数据缺失情况。此外，有些研究只是进行横断面调查，没有连续性的数据可供比较。

## （二）功能设计

1. **卫生资源配置模块**    卫生资源配置模块主要对基层卫生服务机构分布情况以及基层卫生服务机构的人力、物力、财力资源进行分析。

（1）基层卫生服务机构分布情况：初步构思基于地理信息系统（GIS）构建社区卫生服务机构地图，社区卫生服务管理中心管理人员可以通过浏览、任意放大缩小地图，查看辖区内社区卫生服务中心的基本信息（地理位置、营业执照、机构房屋建筑面积等）；还可以将医疗卫生资源管理知识库自动分析得出的社区卫生服务中心网络布局、最优社区卫生中心数量、提供服务项目，作为基层卫生服务机构设置的参考。

（2）人力资源配置情况：知识库实现纵向和横向的统计分析，提供按照多个维度分类的数据统计结果。例如，分析得出辖区内社区卫生服务机构各类卫生人员的性别、年龄、学历及职称构成，以及这些指标在不同年份之间的动态变化趋势。卫生人力资源的统计范围包括社区卫生服务中心（站）的执业助理医师、执业医师、注册护士、药师、技师、其他技术人员、管理人员、工勤技能人员以及全科医生。

（3）卫生物力资源和卫生财力资源情况：通过知识库同样可以获知辖区内社区卫生服务机构的卫生物力信息和卫生财力信息的动态变化趋势。卫生物力资源主要从床位、万元以上设备以及药品三方面进行分析。卫生财力资源主要通过收入（财政补助收入、医疗收入等）与支出（医疗卫生支出、人员经费、财政项目补助支出等）进行分析。

2. **人口学信息模块**    人口学信息模块通过统计图表的方式直观地展示社区卫生服务管理中心辖区内的人口学特征和各个社区的人口学特征，主要按年龄、性别、受教育程度、健康状况进行分组统计，统计指标包括按年龄分人口数、按年龄分男性人口数、按年龄分女性人口数、按年龄分性别比等。人口学信息模块也以老年人、孕妇、儿童作为重点对象，分析重点人群相关的人口学信息，例如生活能够自理的老年人占比、孕妇的年龄构成等。

3. **疾病统计模块**    疾病统计模块的设计方向主要是疾病组成分析和高发疾病群体分析。针对疾病组成，主要分析辖区内居民的发病、患病、死亡情况，以及进行疾病风险预测的提醒，具体包括：①分析辖区居民的死因顺位（前5位），并按性别、年龄等因素分组进行分析。②统计辖区内每个季度的总体疾病、慢性病的分布情况。③统计分析辖区内各社区卫生服务机构一个季度的疾病诊疗情况。④提供疾病风险预测功能，系统做出辖区内常见慢性病的发病高风险提醒，利于基层医疗人员调整社区卫生服务机构对常见慢性病的防治和健康教育力度。高发疾病群体分析的对象为患有辖区内发病顺位前五的慢性病的居民，以性别、年龄等因素进行分组，分析患者分布情况。图2-42为疾病统计模块的主要功能。

**4．就医行为模块**　从患者的就医行为来看，共具有四条患者流。

（1）患者直接到社区卫生服务机构就诊，疾病恢复，结束就诊行为。

（2）患者先到社区卫生服务机构就诊，社区卫生服务机构无法对其进行治疗，将其转诊至上级医疗机构，患者在上级医疗机构就诊直至疾病恢复，结束就诊行为。

（3）患者先到社区卫生服务机构就诊，社区卫生服务机构无法对其进行治疗，将其转诊至上级医疗机构，患者在上级医疗机构就诊直至病情得到控制，上级医疗机构将其向下转诊，返回社区卫生服务机构进行康复治疗。

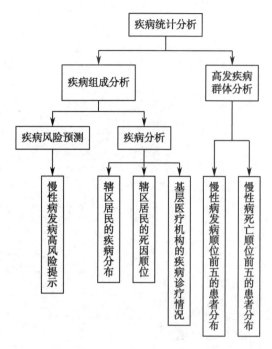

图2-42　疾病统计模块的主要功能

（4）患者直接到上级医疗机构就诊，疾病恢复，结束就诊行为。

根据患者流的分类进行就医行为的分析，就医行为模块的功能如下。①可以查询辖区内各社区卫生服务机构与上级医疗机构之间建立的合作情况，例如医联体的建立情况。除了可以查询各社区卫生服务机构的双向转诊合作单位，还可以查询优质医疗资源的共享情况，例如医联体内到社区卫生服务机构进行多点执业的专家人数。②可以查看辖区内以及各个社区卫生服务机构的就诊情况，包括就诊人次分析、就诊等待时间分析、就诊费用分析等。其中，就诊人次分析包括基层首诊人数、向上转诊人数、向下转诊人数、外转诊人次等。就诊等待时间分析主要进行四条患者流的就诊时间比较。③可以查询辖区内的转诊分布情况，指标包括要求转诊的基层机构名称、转诊的上级医院名称、转诊的科室以及转诊患者的详细信息。同时可视化地展示这些指标的统计分析结果，例如转诊医院的分布、转诊科室的分布、转诊患者的年龄和性别分布等。

**5．决策建议**　结合辖区内卫生资源的供需情况，医疗卫生资源管理知识库可针对全体居民以及重点人群的健康需求分别给出卫生资源管理的决策建议。另外，在不同的模块中，系统会提供不同功能的决策建议。例如，在卫生资源配置模块中，系统会针对缺乏的卫生资源做出提醒，或者给出一个卫生资源的建议配置值。如果某个社区卫生服务中心的医护比没有达到要求，系统会自动进行提示。系统还会根据社区的老年人口数以及生活不能自理的老年人占比，推算出该社区卫生服务中心所需的护理病床数以及老年护理人员数。又如，在疾病统计模块中，系统会根据发病动态对辖区内常见传染病的发病高风险做出提醒，建议社区卫生服务管理中心加强对常见传染病的防治和健康教育力度。

第三章

# 基层卫生辅助决策
# 支持系统设计

基于疾病诊疗知识库、药物循证知识库、医疗卫生资源管理知识库、健康教育知识库和双向转诊规则库五个智能知识库，开发了辅助诊疗、风险评估、健康管理、知识提升、双向转诊和统计分析六个功能，并通过试点应用探索分析其在提升基层服务能力、推进家庭医生签约制度和分级诊疗制度中的作用。

# 第一节　系统设计原则

## 一、权威性

通过对权威的专家经验、临床指南、医学标准、典型医案、临床路径等知识进行梳理、整合，形成开发人员和计算机能够识别的语言。选取糖尿病和高血压两个高发慢性病，建立本体库、知识图谱、诊疗模型，并构建知识网络和关联规则。形成包含风险因子、疾病特征、检查检验、鉴别诊断等在内的智能知识库系统。最后基于知识库的设计，结合先进的技术支撑开发基层决策支持系统，实现基于知识的推理和应用。其中药物循证知识库具有辅助医生临床用药的功能，临床用药的错误率应当尽可能低。准确的临床判定是患者健康和经济的有效保障。为保证临床辅助决策系统的准确性和结论的可靠性，知识库所收录的知识均应确保其权威性。同时应及时更新知识库，进一步保证其先进性、准确性。基层决策支持系统的知识库所收录的信息均源自权威指南、教科书、国家标准等，在长期的应用实践中得到了广泛的认可，并且所收录的信息全部来自最新版本，可以代表研究的最新进展。

## 二、实用性

基层卫生服务以常见病、多发病和慢性病为主，重点在于疾病的早发现、早预防和早诊疗。其中基层决策支持系统的知识库应当对就诊过程中的每一个环节进行分析，并设计相应的功能来使每个环节科学、高效、简便。

药物循证知识库辅助决策功能应包括开具处方前根据患者的疾病情况及其他信息推荐合适药物，开具处方时有异常操作警示和转诊提示，治疗后对医生的随访提示和对患者的用药提示等。对患者的用药提示可以通过微信公众号和二维码等不同形式展示。通过数据库在处方全过程为临床医生提供科学可靠的用药参考，在患者用药阶段提供全过程提示和指导，提高工作效率和服务水平，降低错误处方率，提高患者的用药依从性。

同时，医疗卫生资源管理知识库需要紧紧围绕基层医疗机构管理者的需求，提供卫生资源配置情况、疾病统计情况等信息展示以及相关的决策支持功能，提高管理者的工作效率和管理水平。

基层决策支持系统的构建则应围绕基层的服务特点，在基层诊疗决策的关键环节提供知识服务。应包含诊断前患者分类，诊断中异常指标提醒、用药提醒以及转诊提示，诊断后的随访提示等。通过信息技术在诊疗全过程为基层医生提供切实可行的诊疗参考，提高工作效率和服务水平。

## 三、智能性

基层决策支持系统的知识库与系统的设计不仅要能为决策提供数据展示功能，还应具有数据分析能力，为基层医生的诊疗提供科学合理的参考。为体现知识库和系统的智能性，应以相关诊疗知识为基础，包括决策问题的描述性知识、决策过程的过程性知识、解决问题的推理性知识等，对所获取的知识进行分析，与知识库中的信息进行恰当匹配，通过逻辑推理来解决相应的决策问题，做出科学可靠的决策。此外，为实现知识库的智能性，应对知识库中存储的数据尽可能建立起相互之间的关系，对相关属性进行恰当约束。同时，智能性不仅体现在功能设计方面，还应体现在用户体验方面。

## 四、可扩展性

与信息管理系统相比，决策支持系统更侧重于对知识的采集、处理、分析和利用的过程。决策的基础来源于知识，知识需要不断更新和完善。因此，为了不断吸收不同来源、不同结构的领域知识，决策支持系统需要具备强大的数据集成能力、智能分析工具和知识管理功能。这些功能使得系统能够从海量的数据中提取有价值的信息，通过高级分析算法揭示隐藏的模式和趋势，进而为决策者提供准确、及时的决策依据。此外，决策支持系统还强调用户交互性，允许决策者根据自己的需求和偏好定制分析模型和报告，从而更有效地利用系统提供的知识资源，做出更明智和高效的决策。

知识库在基层决策支持系统内部有相对的独立性，同时知识库中的知识应及时进行更新。为了便于知识的更新和调整，知识库应当具有可扩展性。除了将知识库设计为可扩展的模式，还应建立配套的知识更新机制，定时重新采集最新的知识并加以处理和分析，纳入知识库中。

决策支持系统的知识库和系统应秉承可扩展的设计原则。此外，知识的输出和展示也不应是单一的，应能满足微信、APP、微博等不同形式的传播和发布模式。

## 第二节　系统逻辑架构

基层卫生辅助决策支持系统从下到上分为六层，依次是业务数据层、知识集成层、功能层、业务层、表现层和用户层，实现了检验数据、诊疗知识、转诊规则与各项业务功能的有机融合，最终通过网页、手机 APP、客户端多种形式，向卫生行政管理者、基层医护人员和社区居民提供服务。基层卫生辅助决策支持系统逻辑架构如图 3-1 所示。

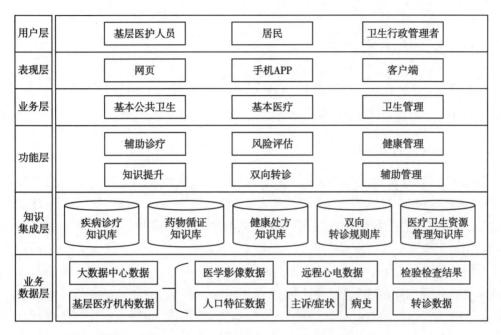

图 3-1　基层卫生辅助决策支持系统逻辑架构图

# 一、业务数据层

业务数据层主要包括整个系统涉及的业务数据，该层基于数据层、语义层、应用层三个层面一体化医疗卫生大数据的整合方案，实现辅助决策支持系统与基层医疗机构数据、大数据中心数据以及医学影像、远程心电、检查检验、医疗服务、公共卫生、医疗保障、区域卫生平台等医疗数据的集成。

## （一）数据层面整合

根据分级诊疗的需要，将各业务系统中的各类医疗卫生数据，按照统一的标准，基于患者主索引，进行数据的抽取、清洗和转换操作（ETL），基于合理的数据存储和交换模式，在分级诊疗应用中，高效地把统一、完整、准确的医疗数据提供给用户。

## （二）语义层数据整合

基于本体，结合中文一体化医学语言系统（CUMLS）的超级叙词表和语义网络构建语义模型，通过建立对信息的共同理解有效地完成整合，解决语义异构问题。

### （三）应用层整合

面向基层首诊、双向转诊的分级诊疗核心内涵，基于基层卫生的核心业务，为智能知识库的应用及辅助诊疗、风险评估、健康管理提供数据支撑。

## 二、知识集成层

知识库管理包括疾病诊疗知识库、药物循证知识库、医疗卫生资源管理知识库、健康教育知识库和双向转诊规则库等。

### （一）疾病诊疗知识库

疾病辅助诊疗知识库通过整合相关疾病的知识，构建预防、诊断、治疗、并发症、转诊和疾病概念等相应知识，例如：归纳整理了高血压的 26 种并发症，40 份高血压规范管理流程，7 大类 100 余种药物的适应证、不良反应以及用药规则等。疾病辅助诊疗知识库可以为基层卫生服务人员疾病诊断、用药等医疗服务行为提供循证决策支持和差错提醒，提升基层卫生服务机构诊疗水平；利用辅助诊疗程序，为社区医生诊断、治疗和随访患者提供个性化和规范化治疗方案；通过整合医疗信息，识别同一医生或患者的异常医疗行为，如大处方、重复检查、重复用药等，对一定时间范围内的异常医疗行为进行智能提醒，从而避免过度医疗。

### （二）药物循证知识库

基于翔实的药品信息，为临床医生提供辅助用药决策、处方检验、最佳用药建议、用药管理等功能，为患者提供用药提醒功能。与传统的合理用药系统不同，最佳用药建议功能不仅考虑药品用量、禁忌证和不良反应，还会结合病患的疾病史、当前用药的不可配伍性以及年龄等人口学特征，提供最佳用药组合。该知识库的应用可以减轻医患双方的负担，降低处方出错率，从而改善不合理用药现象；对患者给予充分的提醒，从而提高用药依从性。

### （三）医疗卫生资源管理知识库

以区级社区卫生服务管理中心为主要用户对象，对基层卫生服务机构就诊患者的就诊记录进行统计分析，挖掘医疗机构转诊行为特点、患者就医行为特点，优化医疗卫生资源的纵向和横向配置。

### （四）健康教育知识库

构建涉及疾病的四级预警、三级预防的病患因素规则，以及营养膳食、有氧运动、心理减压、烟酒节制、中医调摄、合理用药、疾病照护、康复管理 8 类健康教育处方。健康教育知识库通过关联居民的个人疾病信息、就医数据、健康档案、特殊的临床表现，引入医学知识图谱模型的底层驱动技术，应用数据挖掘模型进行分析，识别风险因子，对个人疾病患病的风险程度进行定级，依次用蓝色、黄色、橙色和红色四级表示。

### （五）双向转诊规则库

通过专家咨询的方式对高血压和糖尿病两类高发慢性病的双向转诊标准进行量化，转化为计算机可以自动识别的标准，形成基层医疗机构与二级及以上医院间上转和下转的各类规则。双向转诊规则库为开展双向转诊提供了技术支持，从技术上避免了基层医生根据经验做出上转决定的局限性，也避免了上级医院基于经济因素的考虑而放弃下转的现象。

## 三、功能层

功能层包括基层卫生辅助决策支持系统的主要功能模块。通过对数据层的数据进行抽取、整理、组织和分析，形成各个功能模块。根据不同模块所要实现的功能特点分为六大功能模块，分别是辅助诊疗、风险评估、健康管理、双向转诊、知识提升和辅助管理。各个模块包含的功能如图 3-2 所示。

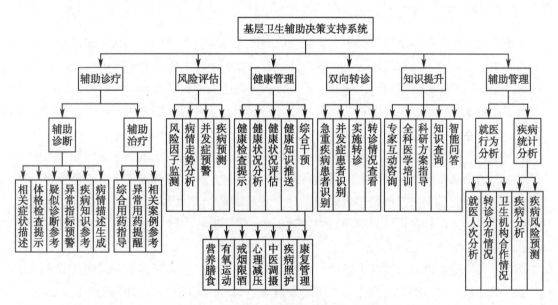

图 3-2 基层卫生辅助决策支持系统功能模块

### （一）辅助诊疗模块

该模块主要包括相关症状描述、体格检查提示、疑似诊断参考、异常指标预警、疾病知识参考、疾病描述生成、综合用药指导、异常用药提醒、相关案例参考等功能。

利用疾病诊疗知识库为疾病诊断、用药等医疗服务行为提供循证决策支持和差错提醒；利用辅助诊疗程序，为社区医生诊断、治疗和随访患者提供个性化和规范化治疗方案。通过整合医疗信息，识别同一医生或患者的异常医疗行为，如大处方、重复检查、重复用药等，对一定时间范围内的异常医疗行为进行智能提醒，从而避免过度医疗。如：①异常指标预警：常见病、慢性病患者在诊疗化验过程中发现异常指标，系统会向主管医生发出预警提示。②异常用药提醒：利用疾病诊疗知识库，系统自动对处方单日用量、药品总量和配伍禁忌进行识别，对异常输入进行提示。③综合用药指导：结合患者的年龄、性别，以及血压、血氧、血糖、血脂和心电等指标值，系统自动通过相关诊疗知识库给出有针对性的个性化用药指导方案，供医生参考。

### （二）风险评估模块

该模块主要包括风险因子监测、病情走势分析、并发症预警、疾病预测等功能。

通过关联个体的疾病就医数据、体检数据、特殊表现的症状数据和个人生活习惯，应用数据挖掘模型进行分析，识别风险因子，对个人的疾病患病风险进行定级，识别高、中、低危人群，并对高危人群提示风险预警；同时，通过定期对服务人群进行疾病风险评估，预测健康人群的未来发病概率。及时根据用户健康状况调整分类，实现动态化分级管理，分析用户的病情走势，实现对社区患者全生命周期的管理和诊疗。

### （三）健康管理模块

该模块主要包括健康检查提示、健康状况分析、健康状况评估、健康知识推送、综合干预等功能。针对患者的身体状况，针对性地在饮食、运动、生活方式方面给予预防治疗建议，并推送相应的健康知识。同时，动态分析不同患者的疾病情况，推送个性化的诊疗方案和预防干预措施，增强患者的自我健康管理意识，并及时提醒医生提供随访、转诊等服务。

健康管理模块中的综合干预主要通过分析签约居民的健康档案数据，按照知识库中医学专家制定的临床规则，计算得出居民所患疾病的不同危险预警等级：I级蓝色预警（未发疾病，或患病后相关指标控制较好：达标，或可恢复）；II级黄色预警（疾病初发刚确诊，或患病已久但相关指标控制不佳：未达标）；III级橙色预警（有突发急重症情况，须马上转诊）；IV级红色预警（有严重并发症、致残、致死性可能）。同时，在医生端的健康处方模块相应界面上出现预警提示，社区家庭医生可以根据居民所患不同疾病的危险等级，针对性地定义出本次个性化的智慧健康指导处方，并实施相应的处理措施，从而紧密动态地管理和监测居民的疾病情况。此外，还可根据不同疾病的严重程度，做出"三级预防"的管控，开展未发病期"病因预防"、疾病早期"三早预防"和疾病期"临床预防"，从八个维度出发，基于"三级预防"和危险意识的相关关系开展健康处方指导管理。综合干预这一子功能，可以通过家庭医生签约服务，对居民实施全过程、个性化的综合健康指导管理，实现"一提、两减、三降"（提升健康意识；减少国家医保基金支出比例，减轻居民疾病经济负担；有效降低发病率、致残率和死亡率）的优质医疗服务目标。

### （四）双向转诊模块

该模块主要包括急 / 重疾病患者识别、并发症患者识别、实施转诊、转诊情况查看等功能。按照双向转诊规则库的规则，系统识别患者类别，辅助医生根据患者情况对患者进行合适的转诊，这不仅避免了基层医生根据经验做出上转的决定，同时防止了上级医院基于经济因素考虑而放弃下转的现象。

### （五）知识提升模块

该模块主要包括全科医学培训、专家互动咨询、科研方案指导、知识查询、智能问答管理等功能。通过基层信息化平台，实现基层医生和大医院医生的有效沟通。如借助信息技术进行全科医学培训、科研方案指导，利用知识图谱形象生动地教授基层医生相关的预防诊疗知识。

### （六）辅助管理模块

该模块主要包括就医行为分析、疾病统计分析等功能。

以电子病历、个人健康数据为基础，对患者的病情进行统计分析，发现医疗机构转诊行为特点、患者就医行为特点，优化医疗卫生资源的纵向和横向配置。

## 四、业务层

业务层包括基层医疗卫生机构提供的基本公共卫生、基本医疗和卫生管理等服务。基层医疗卫生机构主要提供健康教育、预防接种、儿童健康管理、孕产妇健康管理、老年人健康管理、高血压和 2 型糖尿病等慢性病患者健康管理、中医药健康管理、传染病和突发公共卫生事件报告和处理、卫生监督协管、妇幼卫生、老年健康服务、医养结合、卫生应急、孕前检查等综合服务，同时也负责提供一般疾病的诊治。基本医疗主要利用能提供的、能支付得起的、适宜的治疗技术诊治常见病、多发病和慢性病。而卫生管理是面向基层卫生管理机构的，主要是在国家卫生政策的引导下，筹集和分配卫生资源，提供相应的基本医疗和预防保健服务、协调社会各方的一系列管理活动。

## 五、表现层

表现层是用户与系统直接交互的界面，提供满足不同用户群体需求的各类服务。基层卫生辅助决策支持系统的建设过程充分研究了不同用户群体的需求特征，综合分析不同用户的行为模式，以稳定性强、智能化高为目标，开发出既满足用户的功能需求又符合用户使用的基础行为模式的基层卫生辅助决策支持系统。界面设计以目标用户的体验为核心，充分考虑用户的喜好和操作行为习惯等，同时具有一定的个性化特征，以达到自然的人机交互和良好的用户体验。注重视觉元素图标的辨识度，系统界面均由一定的图形、文字组成，方便引导用户熟悉系统。人机界面友好，输入输出方便，检索查询简单快捷，并具有灵活的可扩充性和兼容性。

## 六、用户层

用户层是系统的终端，主要满足三类用户的需求，分别是基层医护人员、卫生行政管理者和社区居民。其中基层医护人员是系统的主要服务对象，系统通过辅助诊断、风险评估功能帮助基层医护人员及时发现异常指标、进行风险预测和并发症识别等，实现辖区居民分级分类的有序管理。卫生行政管理者借助统计分析功能了解辖区内的人口分布情况、高危人群占比、人群患病情况，为制定下一步的防治策略提供参考。社区居民通过系统获取个性化的防治建议，及时与医生进行良性互动，共同做好疾病的防控工作。

# 第四章

# 实证研究

# 第一节  系统功能实现

基层卫生辅助决策支持系统具有帮助基层医生预防、评估和治疗疾病，对居民进行分级分类管理、提供全生命周期的个性化治疗等多项功能。在对基层卫生辅助决策支持系统进行不断优化完善的过程中，提高了人机交互性和操作针对性。从用户角度来看，系统的设计简洁可靠，符合操作习惯；各项功能专业化处理性强、主观操作性好、实时性高，并且具有辅助诊断和处理异常用药情况等能力，还可在现有基础上进行功能的智能化扩展，在辅助判断、风险评估、疾病管理和双向转诊方面具有一定的实用性和现实意义。

## 一、系统的主界面

基层卫生辅助决策支持系统主要包括六个模块：辅助诊疗、风险评估、健康管理、双向转诊、知识提升、辅助管理（统计分析）。系统首页（图4-1）展示了系统的各项业务功能，同时提供导航服务。

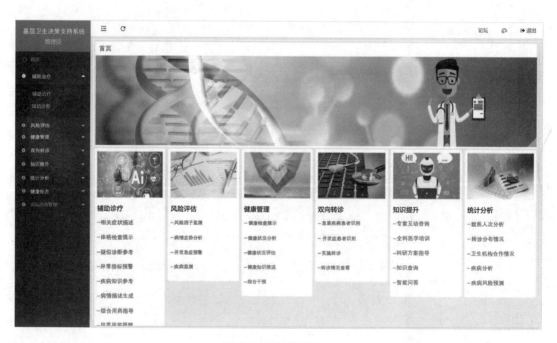

图4-1  系统首页展示

## 二、系统部分界面举例

辅助诊断界面如图 4-2 所示，有关用药指导、用药提醒界面如图 4-3、图 4-4、图 4-5、图 4-6 和图 4-7 所示。风险评估包括健康人群风险评估和高危人群风险评估，其界面分别见图 4-8 和图 4-9。

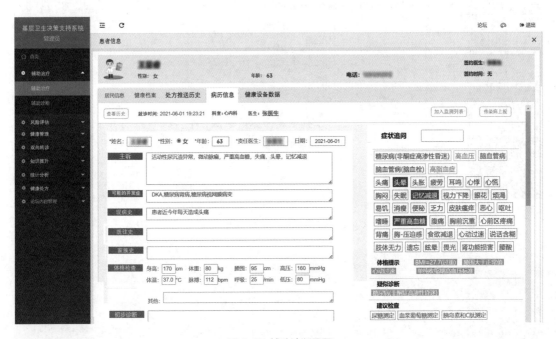

图 4-2　辅助诊断界面

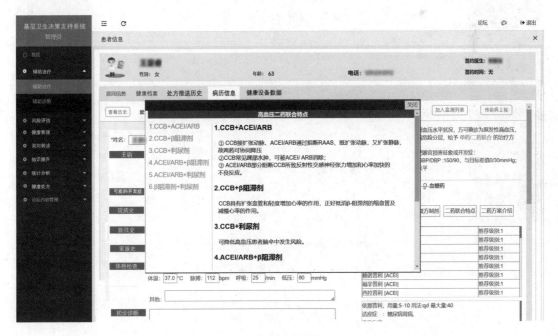

图 4-3　综合用药指导

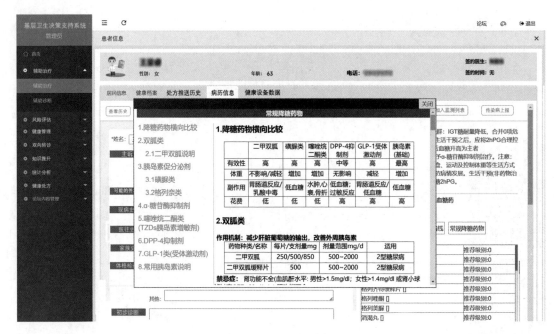

图 4-4　用药提醒界面

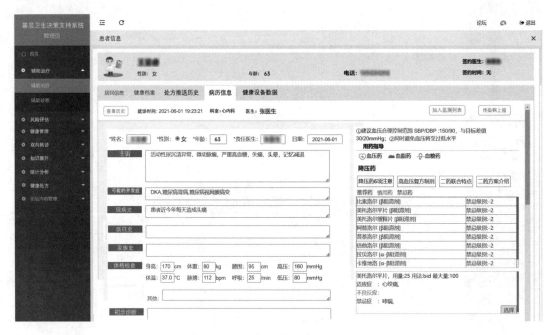

图 4-5　用药指导 禁忌药 - 效果示例

**用药指导**

⊕血压药　🩸血脂药　𝄞血糖药

**降压药**

| 降压药6项注意 | 高血压复方制剂 | 二药联合特点 | 二药方案介绍 |

推荐药　慎用药　禁忌药

| 福辛普利 [ACEI] | 慎用级别:-1 |
| 西拉普利 [ACEI] | 慎用级别:-1 |
| 硝苯地平缓释片 [二氢吡啶类] | 慎用级别:-2 |
| 硝苯地平控释片 [二氢吡啶类] | 慎用级别:-2 |
| 氨氯地平 [二氢吡啶类] | 慎用级别:-2 |
| 左旋氨氯地平 [二氢吡啶类] | 慎用级别:-2 |
| 非洛地平缓释片 [二氢吡啶类] | 慎用级别:-2 |
| 尼群地平 [二氢吡啶类] | 慎用级别:-2 |

依那普利，用量:5~10 用法:qd 最大量:40

适应证　：

不良反应：咳嗽

禁忌证　：

选择

图 4-6　用药指导 慎用药 – 效果示例

**用药指导**

⊕血压药　🩸血脂药　𝄞血糖药

**降压药**

| 降压药6项注意 | 高血压复方制剂 | 二药联合特点 | 二药方案介绍 |

推荐药　慎用药　禁忌药

| 维拉帕米 [非二氢吡啶类] | 推荐级别:1 |
| 维拉帕米缓释片 [非二氢吡啶类] | 推荐级别:1 |
| 地尔硫䓬 [非二氢吡啶类] | 推荐级别:1 |
| 氯沙坦 [ARB] | 推荐级别:1 |
| 缬沙坦 [ARB] | 推荐级别:1 |
| 厄贝沙坦 [ARB] | 推荐级别:1 |
| 替米沙坦 [ARB] | 推荐级别:1 |
| 坎地沙坦 [ARB] | 推荐级别:1 |

地尔硫䓬，用量:30 用法:tid 最大量:360

适应证　：心绞痛,

不良反应:

禁忌证　：

选择

图 4-7　用药指导 推荐药 – 效果示例

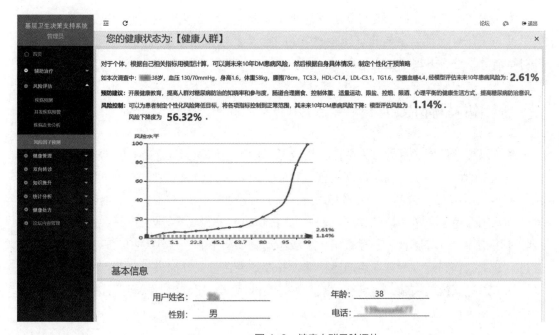

图 4-8　健康人群风险评估

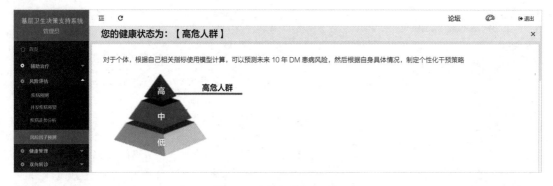

图 4-9　高危人群风险评估

# 第二节　试点应用

为探索实现决策支持系统与基层场景的深度融合，增强基层卫生辅助决策支持系统的科学性与实用性，项目组与北京社区健康促进会、北京市东城区社区卫生服务管理中心，针对智能健康处方开展了试点应用。

## 一、应用的具体内容

系统以智慧健康教育处方为载体，集成了基层卫生辅助决策支持系统的核心内容：根据居民现有的健康档案、临床诊疗信息，对危险因素进行四级分层预警（可控的、通过干预能够得到缓解和改善的、预示疾病发展期的、随时有重大健康事件发生的，共 4 级因素，分别用蓝色、黄色、橙色和红色表示）。联动相关的健康指导处方，从中医保健调摄、药物使用指导、营养膳食、心理减压、有氧运动、烟酒节制、疾病照护、康复管理八个维度进行健康教育和综合管理。后期还将继续开展效果评价，并深入研究运行机制和配套政策。期望通过系统的实施，达到有效减少不必要的医疗费用支出、减轻医疗费用负担、降低慢性病和重症疾病的发病率及致残率的目标。

## 二、系统部分界面展示

智慧健康处方关联疾病风险因子、处方推送、处方打印、四级预警、处方举例界面如图 4-10 至图 4-14 所示。

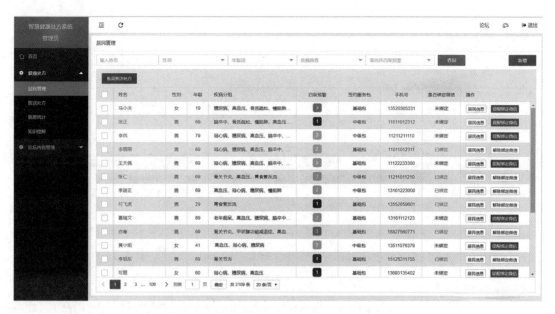

图 4-10  智慧健康处方关联疾病风险因子界面

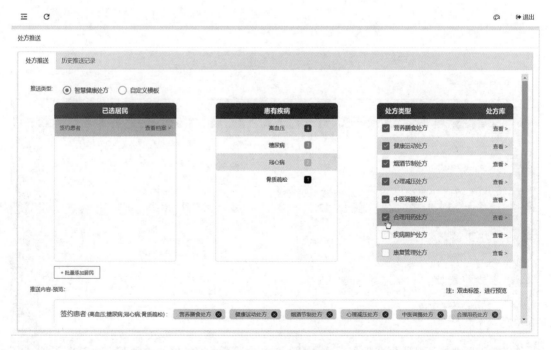

图 4-11  处方推送界面

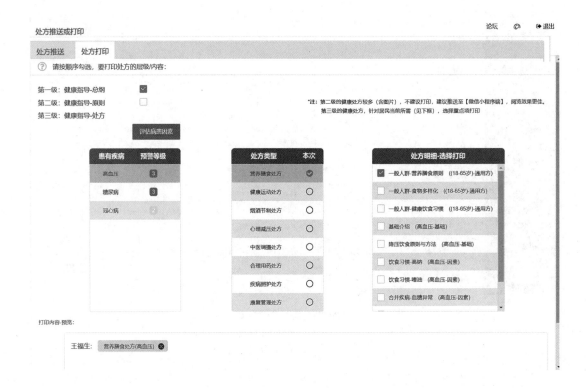

图 4-12　处方打印界面

图 4-13　四级预警界面

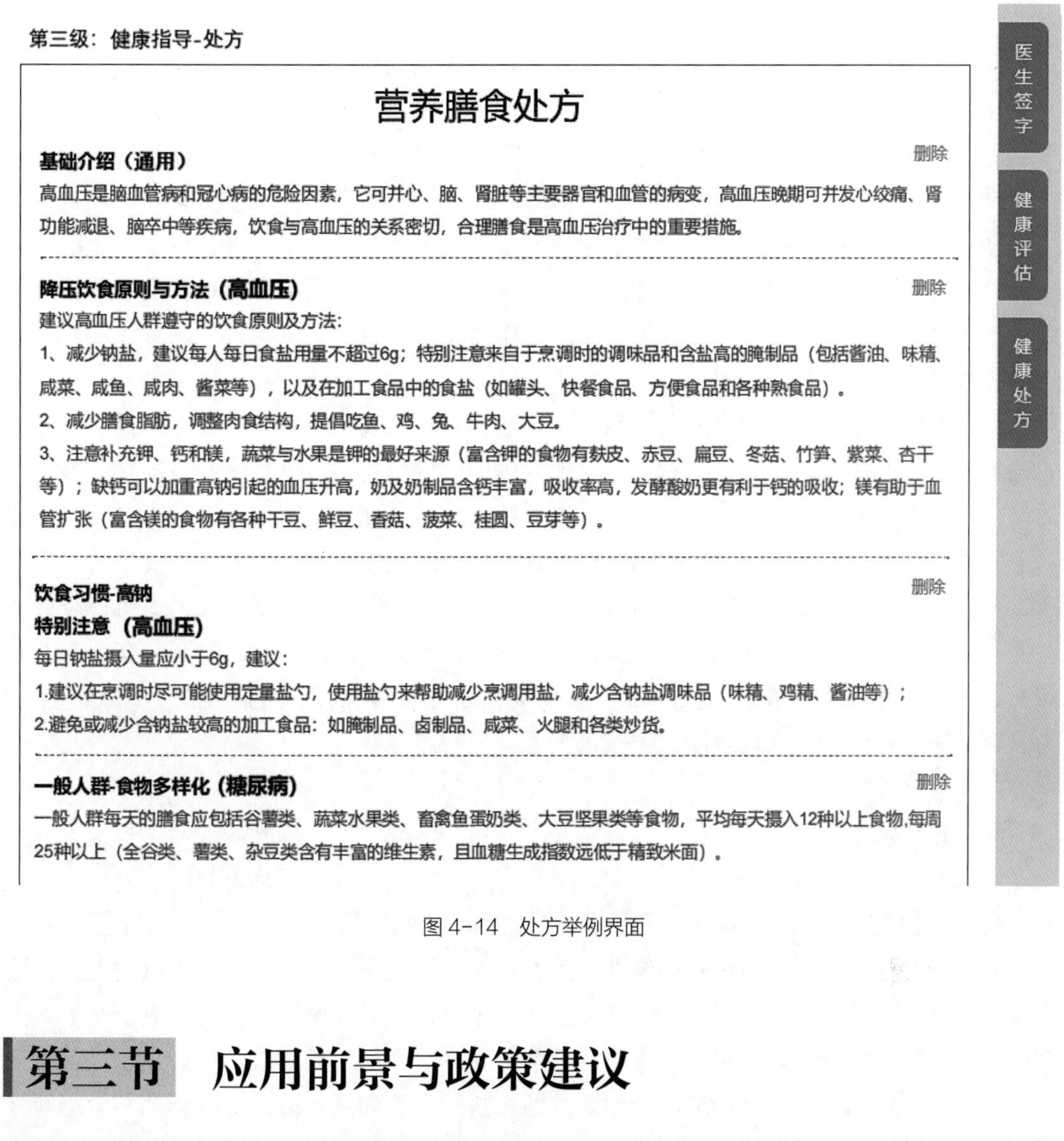

第三级：健康指导-处方

## 营养膳食处方

**基础介绍（通用）**　　　　　　　　　　　　　　　　　　　　　　　　删除

高血压是脑血管病和冠心病的危险因素，它可并心、脑、肾脏等主要器官和血管的病变，高血压晚期可并发心绞痛、肾功能减退、脑卒中等疾病，饮食与高血压的关系密切，合理膳食是高血压治疗中的重要措施。

**降压饮食原则与方法（高血压）**　　　　　　　　　　　　　　　　　　删除

建议高血压人群遵守的饮食原则及方法：

1、减少钠盐，建议每人每日食盐用量不超过6g；特别注意来自于烹调时的调味品和含盐高的腌制品（包括酱油、味精、咸菜、咸鱼、咸肉、酱菜等），以及在加工食品中的食盐（如罐头、快餐食品、方便食品和各种熟食品）。

2、减少膳食脂肪，调整肉食结构，提倡吃鱼、鸡、兔、牛肉、大豆。

3、注意补充钾、钙和镁，蔬菜与水果是钾的最好来源（富含钾的食物有麸皮、赤豆、扁豆、冬菇、竹笋、紫菜、杏干等）；缺钙可以加重高钠引起的血压升高，奶及奶制品含钙丰富，吸收率高，发酵酸奶更有利于钙的吸收；镁有助于血管扩张（富含镁的食物有各种干豆、鲜豆、香菇、菠菜、桂圆、豆芽等）。

**饮食习惯-高钠**　　　　　　　　　　　　　　　　　　　　　　　　　删除

**特别注意（高血压）**

每日钠盐摄入量应小于6g，建议：

1.建议在烹调时尽可能使用定量盐勺，使用盐勺来帮助减少烹调用盐，减少含钠盐调味品（味精、鸡精、酱油等）；

2.避免或减少含钠盐较高的加工食品：如腌制品、卤制品、咸菜、火腿和各类炒货。

**一般人群-食物多样化（糖尿病）**　　　　　　　　　　　　　　　　　删除

一般人群每天的膳食应包括谷薯类、蔬菜水果类、畜禽鱼蛋奶类、大豆坚果类等食物，平均每天摄入12种以上食物，每周25种以上（全谷类、薯类、杂豆类含有丰富的维生素，且血糖生成指数远低于精致米面）。

图 4-14　处方举例界面

# 第三节　应用前景与政策建议

## 一、应用前景

基层卫生辅助决策支持系统辅助用户进行数据分析处理并做出决策，具有高度的灵活性和快速处理大量复杂信息的能力，能够将基层医生、卫生行政管理者和领域知识有效连接。基层卫生辅助决策支持系统能够通过知识、卫生技术以及 IT 技术的有效结合，提高决策者的决策效率，提升诊疗质量，并有效配置领域内的各类资源。

在预防诊疗层面，基层卫生辅助决策支持系统有助于整合与分析多层次数据。疾病的诊断过程是一个十分复杂并需要严谨逻辑推理的过程，需要医生从生理学、病理学、心理学等各学科观点的角度出发进行判断，同时结合患者的人口学特征、生理功能、疾病症状、患病时间、疾病史、生活习惯等各方面情况，综合考虑多种因素后给出相应的治疗方案。基层卫生辅助决策支持系统能够在决策支持的过程中全面搜集患者的各类信息，结合智能知识库系统，通过综合处理和判断，为基层医生提供预防诊疗的辅助。

在疾病管理层面，不断丰富决策支持系统的应用场景，使基层医疗过程走向精细化。基层卫生服务机构提供涉及公共卫生和基本医疗的各项服务，这就要求基层卫生辅助决策支持系统要在慢性病防治、常见多发病防治等方面为基层医生提供诊疗决策支持。基层卫生辅助决策支持系统针对基层和分级诊疗业务中的关键环节，围绕基层、医院、居民和卫生管理者提供多用户全方位的决策支持服务，通过信息技术手段不断满足基层医生预防诊疗精细化个性化的需求、居民日益丰富的医疗康复需求，以及卫生行政管理者多样性充分性的决策需求。

在资源配置层面，借助决策支持系统、大数据分析实现合理分配。医疗科技的发展和居民卫生需求的提高，使得社会对医疗卫生管理的期待更高，对于精确、多样化、科学化的信息需求更旺盛。基层卫生辅助决策支持系统是应对这种复杂需求的有力工具，其通过对卫生数据进行筛选、综合、分析和比较等处理，帮助卫生行政管理者发现真正的卫生需求，从而实现分析问题和解决问题的目标。如基层卫生辅助决策支持系统为卫生行政管理者提供医疗卫生服务的内外部关键信息，包括慢性病患者的地区分布、时间分布、人群分布，居民的就医流向、就医行为特征，医疗资源的分布情况等，从而分析居民的就医行为，评估医疗资源分布的合理性，防控重大流行疾病等。

## 二、政策建议

1. **探讨知识更新迭代机制，完善基层卫生辅助决策支持系统**    决策支持系统的核心是知识库，知识库内容的质量和准确性决定着系统辅助决策支持的有效性和可信度。在技术发展日新月异的当下，知识更新迭代的速度越来越快。可以说，知识迭代对于基层卫生辅助决策支持系统的发展既是一个难得的机会，又是一个巨大的挑战。机会在于决策支持系统基于丰富的知识提供更加准确合理的判断；挑战在于如何实时采集、整合和应用新知识，并将其及时应用于决策支持实践中。因此，应探讨知识更新迭代机制，及时获取、应用最新的领域知识，完善基层卫生辅助决策支持系统，增强决策支持的正确性和有效性。

2. **加大数据利用的深度和广度，提升决策支持的科学合理性**    居民的生命健康受很多因素影响，不仅与生理指征有关，还涉及经济、环境、文化甚至伦理等非生理性因素。因此，提升基层决策支持利用的准确性和推广性，不仅需要充分利用基层医疗、公共卫生等方面的业务数据，还需要全面考虑人口学特征、社会经济，乃至文化、伦理等因素可能带来的影响。应加大数据利用的深度和广度，从多维度、多视角分析居民深层次的医疗需求、医护人员提供服务的需求，基于正确的需求向目标用户提供以知识驱动为主的决策支持服务，提升决策支持的科学性、合理性和有效性。

3. **加强对基层卫生辅助决策支持系统的研发、推进部署与应用**    基层卫生辅助决策支持系统已经被证明可以帮助基层医生在短时间内增加服务手段、提高诊疗水平、规避医疗风险。但是由于基层卫生辅助决策支持系统设计与实现的难度大、要求高，尤其是系统对知识库的依赖性强，而知识库的权威性、智能性又决定着系统的成败，需要政府部门在政策、经费、人员、技术等方面给予支持，通过研发成熟度较高且适应本地实际情况的智能基层卫生辅助决策系统，推进部署，与基层卫生信息系统集成应用，切实提升基层的服务能力和医疗水平。

**4. 依托基层卫生辅助决策支持系统，创新基层卫生服务模式**　通过基层卫生辅助决策支持系统，为基层医生提供新的工具和手段。通过疾病风险筛查，变"被动等患者就诊"为"主动上门提供前期干预"；借助双向转诊，增进基层与大医院的有效互动，通过辅助诊断和治疗功能，促进优质知识资源下沉，借助信息技术提升基层服务能力，吸引社区居民主动到社区就诊，促进基层首诊，为良性分级诊疗模式的形成奠定基础。

# 附录

## 附录一　系统程序业务模型图

### 1. 基层初诊高血压流程

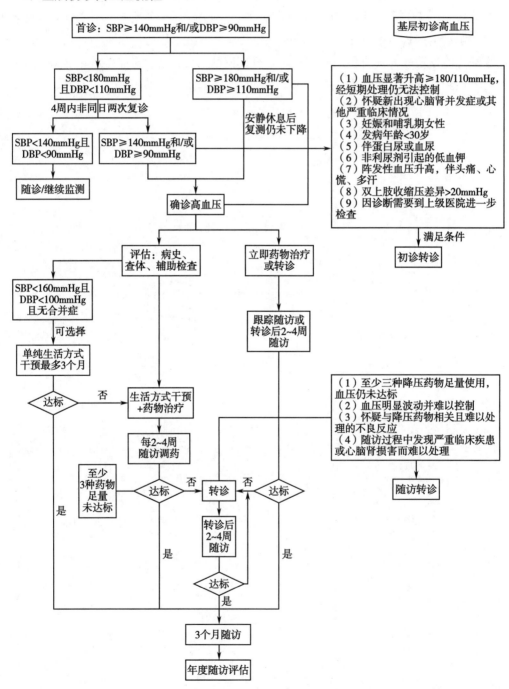

## 2．高血压患者的筛查与划分流程

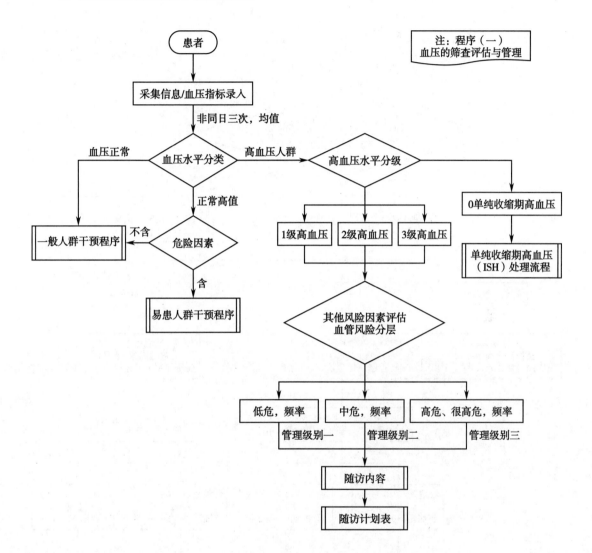

### 3.初诊高血压患者临床评估与监测程序

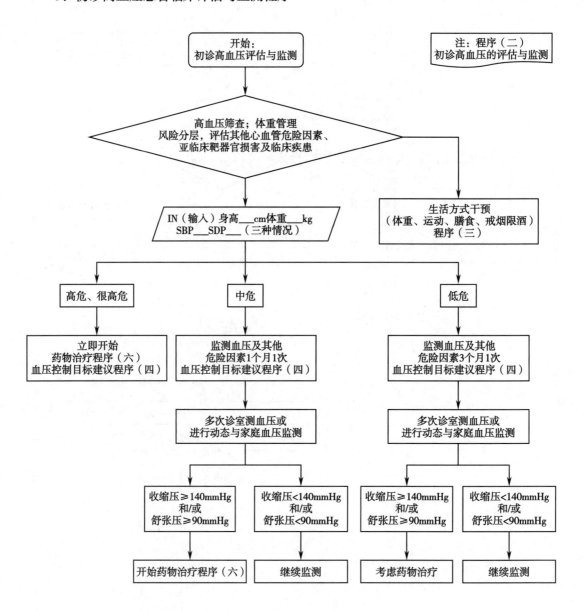

## 4．生活方式干预程序

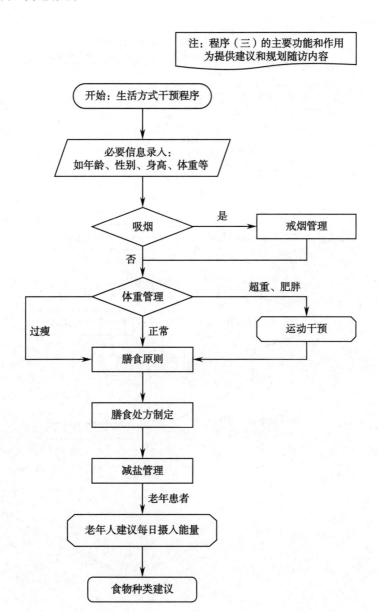

注：程序（三）的主要功能和作用为提供建议和规划随访内容

开始：生活方式干预程序

必要信息录入：
如年龄、性别、身高、体重等

吸烟 —— 是 → 戒烟管理
否

体重管理 —— 超重、肥胖 → 运动干预
过瘦　正常

膳食原则

膳食处方制定

减盐管理
老年患者

老年人建议每日摄入能量

食物种类建议

## 5．血压、血糖、血脂控制目标及建议程序

## 6. 高血压非药物治疗启动和调整程序

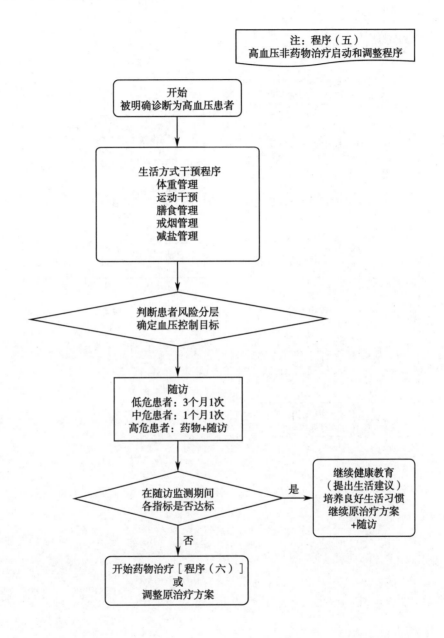

## 7. 高血压减盐管理

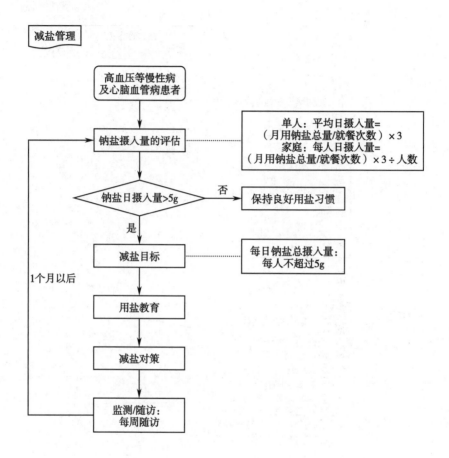

## 8. 高血压戒烟管理

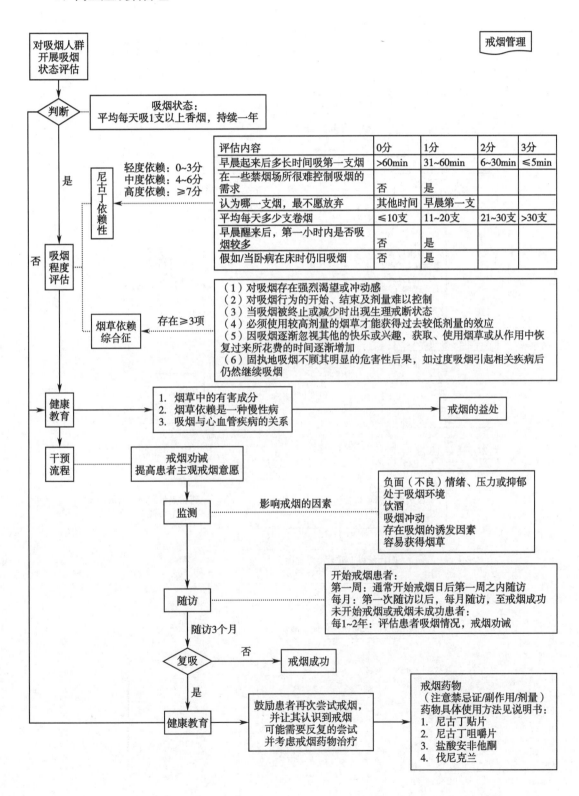

## 9. 高血压控制临床决策路径程序

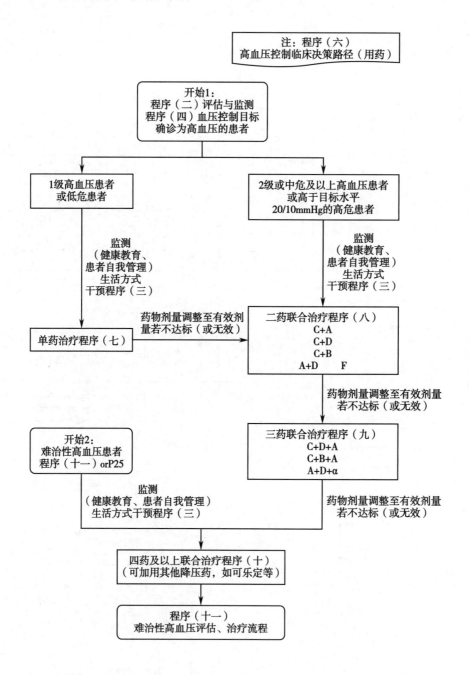

## 10. 高血压单药治疗：CCB 启动 / 调整

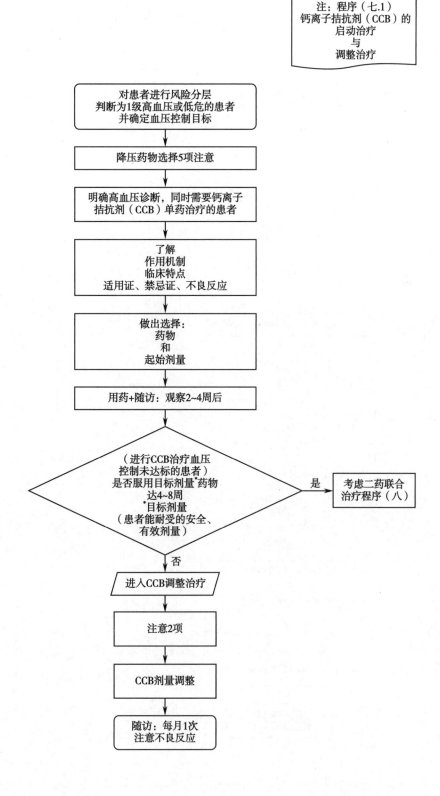

注：程序（七.1）
钙离子拮抗剂（CCB）的
启动治疗
与
调整治疗

对患者进行风险分层
判断为1级高血压或低危的患者
并确定血压控制目标

降压药物选择5项注意

明确高血压诊断，同时需要钙离子
拮抗剂（CCB）单药治疗的患者

了解
作用机制
临床特点
适用证、禁忌证、不良反应

做出选择：
药物
和
起始剂量

用药+随访：观察2~4周后

（进行CCB治疗血压
控制未达标的患者）
是否服用目标剂量*药物
达4~8周
*目标剂量
（患者能耐受的安全、
有效剂量）

是 → 考虑二药联合
治疗程序（八）

否

进入CCB调整治疗

注意2项

CCB剂量调整

随访：每月1次
注意不良反应

## 11．高血压单药治疗：ACEI 启动 / 调整

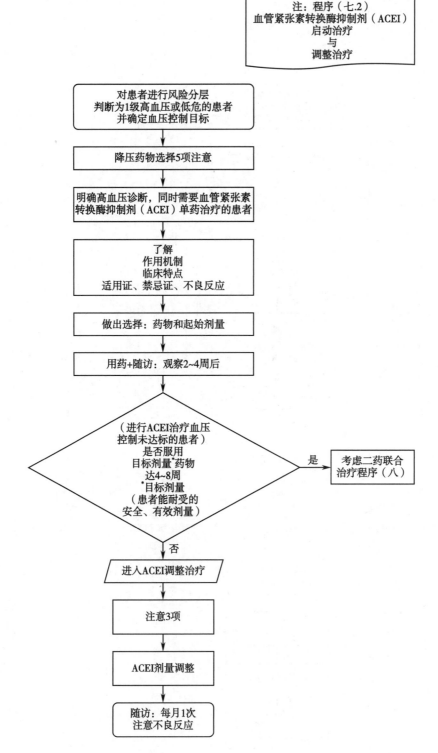

## 12. 高血压单药治疗: ARB 启动 / 调整

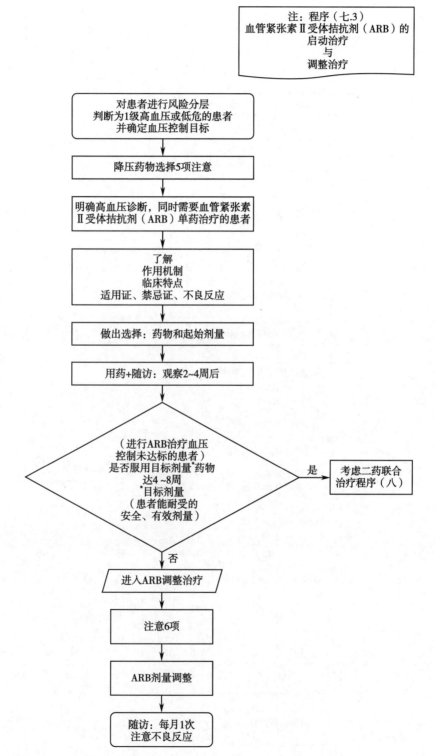

注：程序（七.3）
血管紧张素Ⅱ受体拮抗剂（ARB）的
启动治疗
与
调整治疗

对患者进行风险分层
判断为1级高血压或低危的患者
并确定血压控制目标

降压药物选择5项注意

明确高血压诊断，同时需要血管紧张素
Ⅱ受体拮抗剂（ARB）单药治疗的患者

了解
作用机制
临床特点
适用证、禁忌证、不良反应

做出选择：药物和起始剂量

用药+随访：观察2~4周后

（进行ARB治疗血压
控制未达标的患者）
是否服用目标剂量*药物
达4~8周
*目标剂量
（患者能耐受的
安全、有效剂量）

是　→　考虑二药联合
治疗程序（八）

否

进入ARB调整治疗

注意6项

ARB剂量调整

随访：每月1次
注意不良反应

## 13．高血压单药治疗：利尿剂启动 / 调整

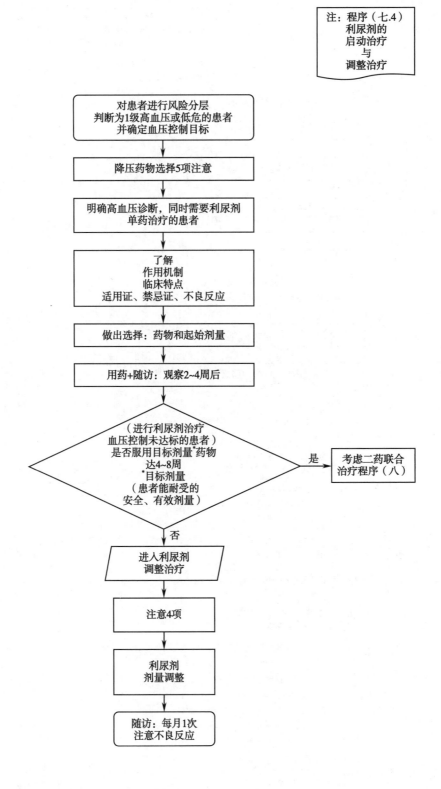

## 14. 高血压单药治疗：β受体阻滞剂启动 / 调整

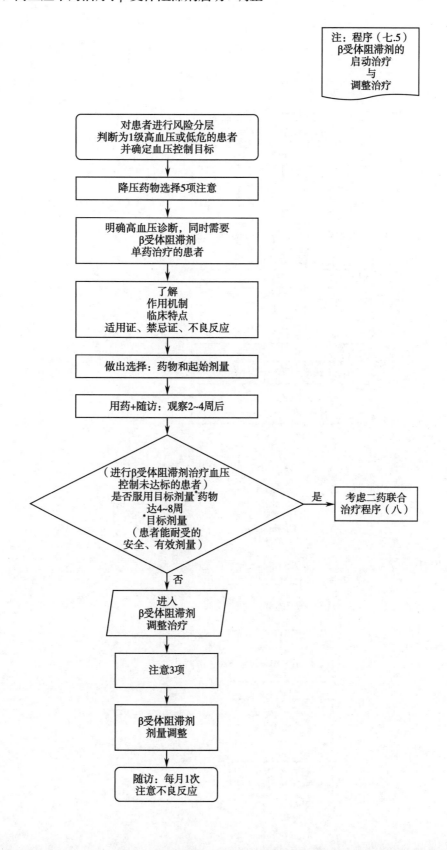

注：程序（七.5）
β受体阻滞剂的
启动治疗
与
调整治疗

对患者进行风险分层
判断为1级高血压或低危的患者
并确定血压控制目标

降压药物选择5项注意

明确高血压诊断，同时需要
β受体阻滞剂
单药治疗的患者

了解
作用机制
临床特点
适用证、禁忌证、不良反应

做出选择：药物和起始剂量

用药+随访：观察2~4周后

（进行β受体阻滞剂治疗血压
控制未达标的患者）
是否服用目标剂量*药物
达4~8周
*目标剂量
（患者能耐受的
安全、有效剂量）

是 → 考虑二药联合
治疗程序（八）

否

进入
β受体阻滞剂
调整治疗

注意3项

β受体阻滞剂
剂量调整

随访：每月1次
注意不良反应

## 15. 高血压单药治疗：α 受体阻滞剂启动 / 调整

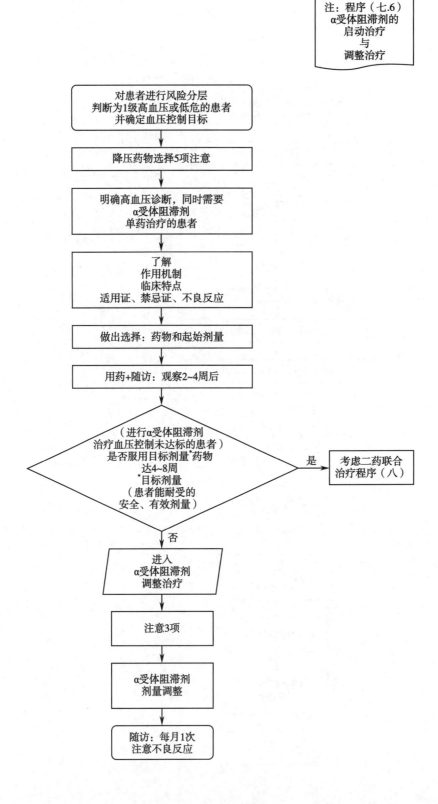

注：程序（七.6）
α受体阻滞剂的
启动治疗
与
调整治疗

对患者进行风险分层
判断为1级高血压或低危的患者
并确定血压控制目标

降压药物选择5项注意

明确高血压诊断，同时需要
α受体阻滞剂
单药治疗的患者

了解
作用机制
临床特点
适用证、禁忌证、不良反应

做出选择：药物和起始剂量

用药+随访：观察2~4周后

（进行α受体阻滞剂
治疗血压控制未达标的患者）
是否服用目标剂量*药物
达4~8周
*目标剂量
（患者能耐受的
安全、有效剂量）

是 → 考虑二药联合
治疗程序（八）

否

进入
α受体阻滞剂
调整治疗

注意3项

α受体阻滞剂
剂量调整

随访：每月1次
注意不良反应

## 16. 高血压二药治疗：CCB+ACEI

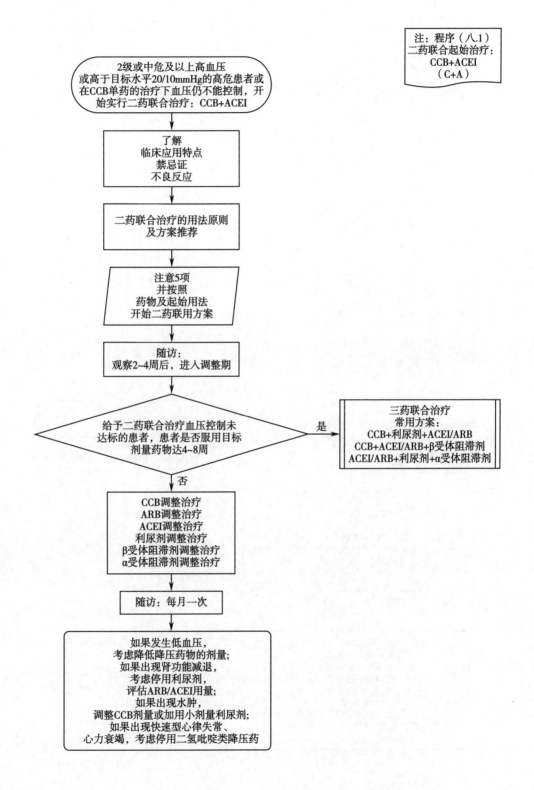

注：程序（八.1）
二药联合起始治疗：
CCB+ACEI
（C+A）

2级或中危及以上高血压
或高于目标水平20/10mmHg的高危患者或
在CCB单药的治疗下血压仍不能控制，开
始实行二药联合治疗：CCB+ACEI

了解
临床应用特点
禁忌证
不良反应

二药联合治疗的用法原则
及方案推荐

注意5项
并按照
药物及起始用法
开始二药联用方案

随访：
观察2~4周后，进入调整期

给予二药联合治疗血压控制未
达标的患者，患者是否服用目标
剂量药物达4~8周

是

三药联合治疗
常用方案：
CCB+利尿剂+ACEI/ARB
CCB+ACEI/ARB+β受体阻滞剂
ACEI/ARB+利尿剂+α受体阻滞剂

否

CCB调整治疗
ARB调整治疗
ACEI调整治疗
利尿剂调整治疗
β受体阻滞剂调整治疗
α受体阻滞剂调整治疗

随访：每月一次

如果发生低血压，
考虑降低降压药物的剂量；
如果出现肾功能减退，
考虑停用利尿剂，
评估ARB/ACEI用量；
如果出现水肿，
调整CCB剂量或加用小剂量利尿剂；
如果出现快速型心律失常、
心力衰竭，考虑停用二氢吡啶类降压药

## 17．高血压二药治疗：ACEI+CCB

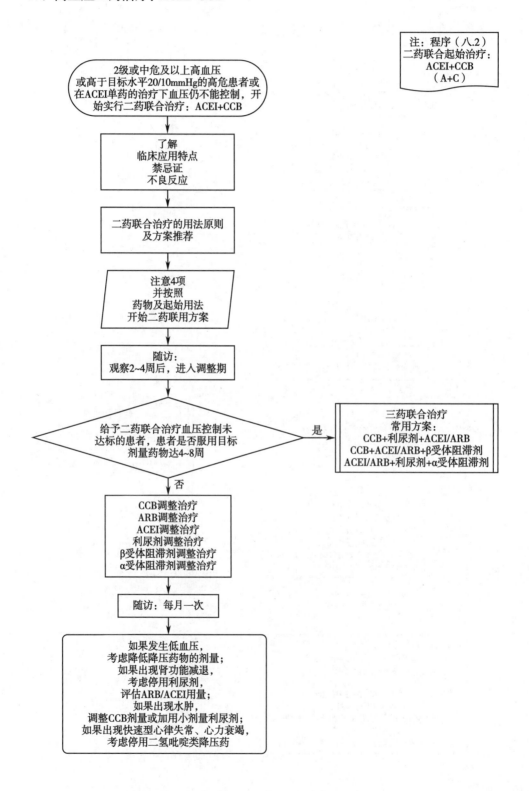

## 18. 高血压二药治疗: CCB+ARB

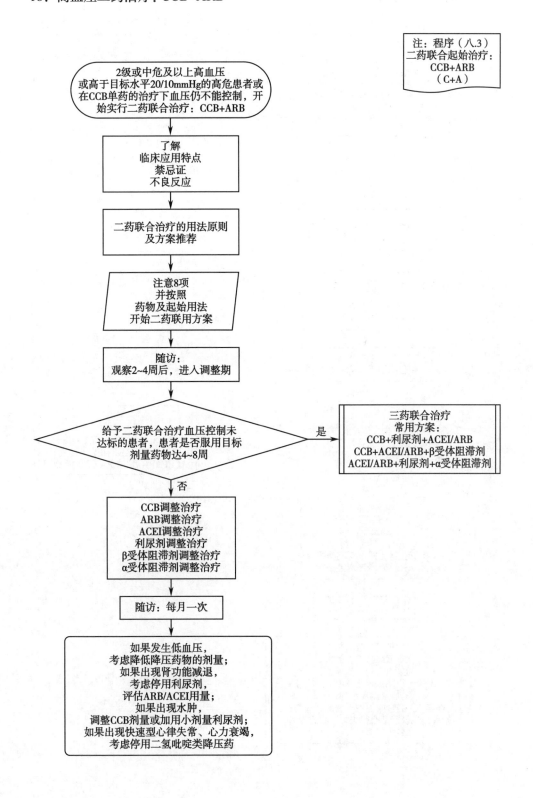

注: 程序（八.3）
二药联合起始治疗:
CCB+ARB
（C+A）

2级或中危及以上高血压
或高于目标水平20/10mmHg的高危患者或
在CCB单药的治疗下血压仍不能控制, 开
始实行二药联合治疗: CCB+ARB

了解
临床应用特点
禁忌证
不良反应

二药联合治疗的用法原则
及方案推荐

注意8项
并按照
药物及起始用法
开始二药联用方案

随访:
观察2~4周后, 进入调整期

给予二药联合治疗血压控制未
达标的患者, 患者是否服用目标
剂量药物达4~8周

是 → 三药联合治疗
常用方案:
CCB+利尿剂+ACEI/ARB
CCB+ACEI/ARB+β受体阻滞剂
ACEI/ARB+利尿剂+α受体阻滞剂

否

CCB调整治疗
ARB调整治疗
ACEI调整治疗
利尿剂调整治疗
β受体阻滞剂调整治疗
α受体阻滞剂调整治疗

随访: 每月一次

如果发生低血压,
考虑降低降压药物的剂量;
如果出现肾功能减退,
考虑停用利尿剂,
评估ARB/ACEI用量;
如果出现水肿,
调整CCB剂量或加用小剂量利尿剂;
如果出现快速型心律失常、心力衰竭,
考虑停用二氢吡啶类降压药

## 19．高血压二药治疗：ARB+CCB

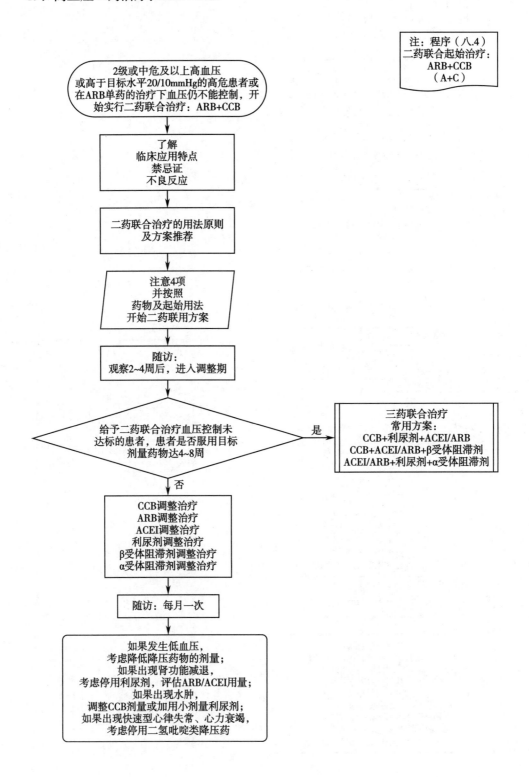

注：程序（八.4）
二药联合起始治疗：
ARB+CCB
（A+C）

2级或中危及以上高血压
或高于目标水平20/10mmHg的高危患者或
在ARB单药的治疗下血压仍不能控制，开
始实行二药联合治疗：ARB+CCB

了解
临床应用特点
禁忌证
不良反应

二药联合治疗的用法原则
及方案推荐

注意4项
并按照
药物及起始用法
开始二药联用方案

随访：
观察2~4周后，进入调整期

给予二药联合治疗血压控制未
达标的患者，患者是否服用目标
剂量药物达4~8周

是

三药联合治疗
常用方案：
CCB+利尿剂+ACEI/ARB
CCB+ACEI/ARB+β受体阻滞剂
ACEI/ARB+利尿剂+α受体阻滞剂

否

CCB调整治疗
ARB调整治疗
ACEI调整治疗
利尿剂调整治疗
β受体阻滞剂调整治疗
α受体阻滞剂调整治疗

随访：每月一次

如果发生低血压，
考虑降低降压药物的剂量；
如果出现肾功能减退，
考虑停用利尿剂，评估ARB/ACEI用量；
如果出现水肿，
调整CCB剂量或加用小剂量利尿剂；
如果出现快速型心律失常、心力衰竭，
考虑停用二氢吡啶类降压药

## 20．高血压二药治疗：ACEI+ 利尿剂

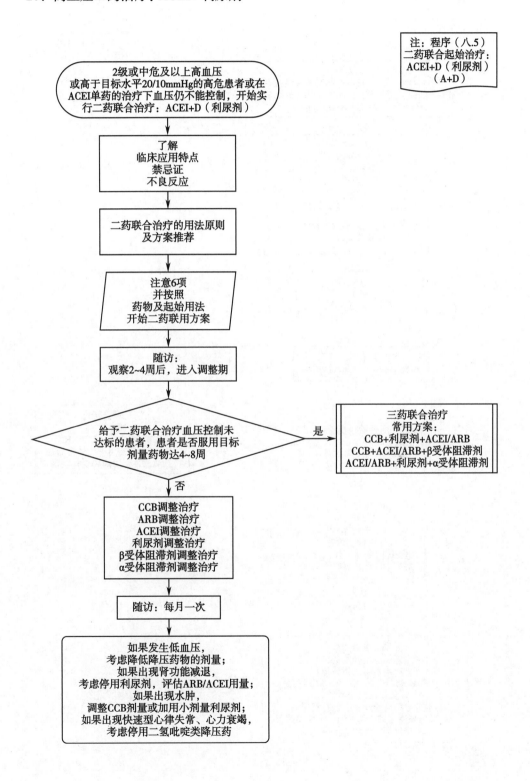

注：程序（八.5）
二药联合起始治疗：
ACEI+D（利尿剂）
（A+D）

2级或中危及以上高血压
或高于目标水平20/10mmHg的高危患者或在
ACEI单药的治疗下血压仍不能控制，开始实
行二药联合治疗：ACEI+D（利尿剂）

了解
临床应用特点
禁忌证
不良反应

二药联合治疗的用法原则
及方案推荐

注意6项
并按照
药物及起始用法
开始二药联用方案

随访：
观察2~4周后，进入调整期

给予二药联合治疗血压控制未
达标的患者，患者是否服用目标
剂量药物达4~8周

是

三药联合治疗
常用方案：
CCB+利尿剂+ACEI/ARB
CCB+ACEI/ARB+β受体阻滞剂
ACEI/ARB+利尿剂+α受体阻滞剂

否

CCB调整治疗
ARB调整治疗
ACEI调整治疗
利尿剂调整治疗
β受体阻滞剂调整治疗
α受体阻滞剂调整治疗

随访：每月一次

如果发生低血压，
考虑降低降压药物的剂量；
如果出现肾功能减退，
考虑停用利尿剂，评估ARB/ACEI用量；
如果出现水肿，
调整CCB剂量或加用小剂量利尿剂；
如果出现快速型心律失常、心力衰竭，
考虑停用二氢吡啶类降压药

## 21. 高血压二药治疗：ARB+ 利尿剂

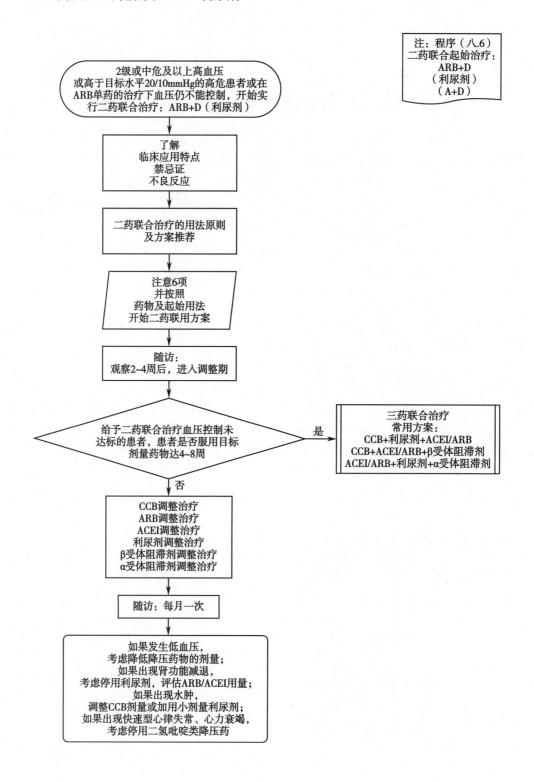

注：程序（八.6）
二药联合起始治疗：
ARB+D
（利尿剂）
（A+D）

2级或中危及以上高血压
或高于目标水平20/10mmHg的高危患者或在
ARB单药的治疗下血压仍不能控制，开始实
行二药联合治疗：ARB+D（利尿剂）

了解
临床应用特点
禁忌证
不良反应

二药联合治疗的用法原则
及方案推荐

注意6项
并按照
药物及起始用法
开始二药联用方案

随访：
观察2~4周后，进入调整期

给予二药联合治疗血压控制未
达标的患者，患者是否服用目标
剂量药物达4~8周

是

三药联合治疗
常用方案：
CCB+利尿剂+ACEI/ARB
CCB+ACEI/ARB+β受体阻滞剂
ACEI/ARB+利尿剂+α受体阻滞剂

否

CCB调整治疗
ARB调整治疗
ACEI调整治疗
利尿剂调整治疗
β受体阻滞剂调整治疗
α受体阻滞剂调整治疗

随访：每月一次

如果发生低血压，
考虑降低降压药物的剂量；
如果出现肾功能减退，
考虑停用利尿剂，评估ARB/ACEI用量；
如果出现水肿，
调整CCB剂量或加用小剂量利尿剂；
如果出现快速型心律失常、心力衰竭，
考虑停用二氢吡啶类降压药

## 22．高血压二药治疗：CCB+β受体阻滞剂

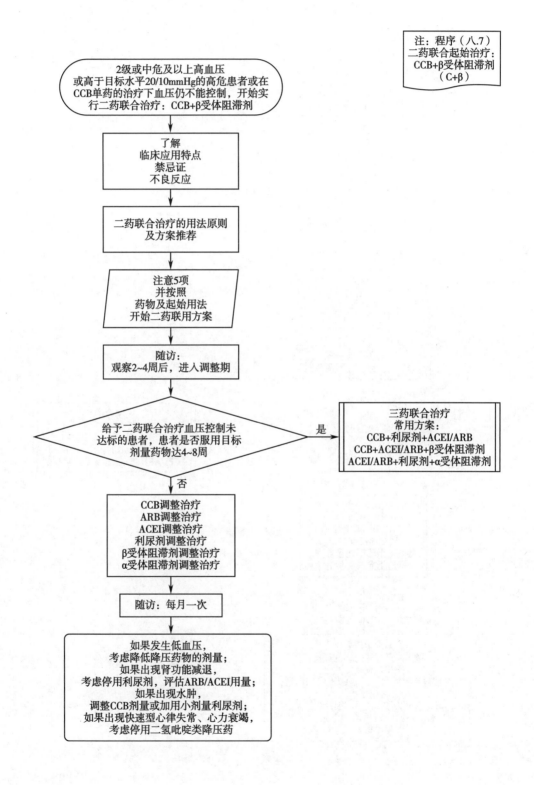

注：程序（八.7）
二药联合起始治疗：
CCB+β受体阻滞剂
（C+β）

2级或中危及以上高血压
或高于目标水平20/10mmHg的高危患者或在
CCB单药的治疗下血压仍不能控制，开始实
行二药联合治疗：CCB+β受体阻滞剂

了解
临床应用特点
禁忌证
不良反应

二药联合治疗的用法原则
及方案推荐

注意5项
并按照
药物及起始用法
开始二药联用方案

随访：
观察2~4周后，进入调整期

给予二药联合治疗血压控制未
达标的患者，患者是否服用目标
剂量药物达4~8周

是

三药联合治疗
常用方案：
CCB+利尿剂+ACEI/ARB
CCB+ACEI/ARB+β受体阻滞剂
ACEI/ARB+利尿剂+α受体阻滞剂

否

CCB调整治疗
ARB调整治疗
ACEI调整治疗
利尿剂调整治疗
β受体阻滞剂调整治疗
α受体阻滞剂调整治疗

随访：每月一次

如果发生低血压，
考虑降低降压药物的剂量；
如果出现肾功能减退，
考虑停用利尿剂，评估ARB/ACEI用量；
如果出现水肿，
调整CCB剂量或加用小剂量利尿剂；
如果出现快速型心律失常、心力衰竭，
考虑停用二氢吡啶类降压药

## 23. 高血压二药治疗：β 受体阻滞剂 +CCB

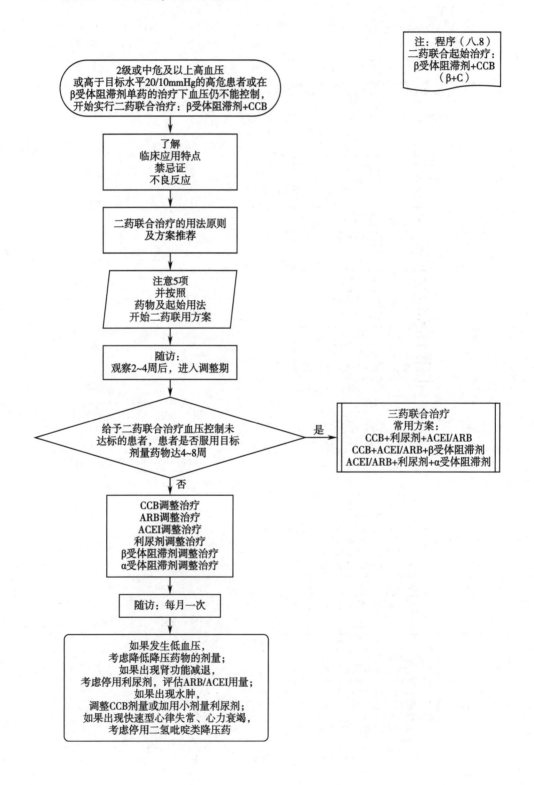

注：程序（八.8）
二药联合起始治疗：
β受体阻滞剂+CCB
（β+C）

2级或中危及以上高血压
或高于目标水平20/10mmHg的高危患者或在
β受体阻滞剂单药的治疗下血压仍不能控制，
开始实行二药联合治疗：β受体阻滞剂+CCB

了解
临床应用特点
禁忌证
不良反应

二药联合治疗的用法原则
及方案推荐

注意5项
并按照
药物及起始用法
开始二药联用方案

随访：
观察2~4周后，进入调整期

给予二药联合治疗血压控制未
达标的患者，患者是否服用目标
剂量药物达4~8周

是 →

三药联合治疗
常用方案：
CCB+利尿剂+ACEI/ARB
CCB+ACEI/ARB+β受体阻滞剂
ACEI/ARB+利尿剂+α受体阻滞剂

否

CCB调整治疗
ARB调整治疗
ACEI调整治疗
利尿剂调整治疗
β受体阻滞剂调整治疗
α受体阻滞剂调整治疗

随访：每月一次

如果发生低血压，
考虑降低降压药物的剂量；
如果出现肾功能减退，
考虑停用利尿剂，评估ARB/ACEI用量；
如果出现水肿，
调整CCB剂量或加用小剂量利尿剂；
如果出现快速型心律失常、心力衰竭，
考虑停用二氢吡啶类降压药

## 24．高血压二药治疗：CCB+利尿剂

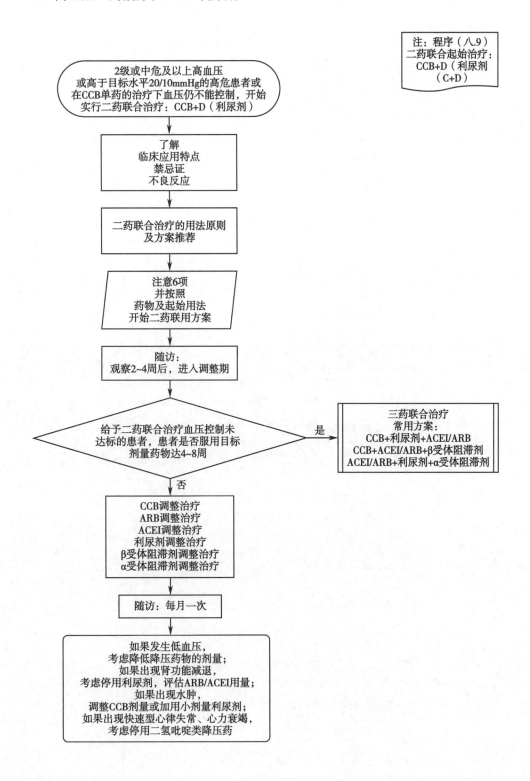

注：程序（八.9）
二药联合起始治疗：
CCB+D（利尿剂
（C+D）

2级或中危及以上高血压
或高于目标水平20/10mmHg的高危患者或
在CCB单药的治疗下血压仍不能控制，开始
实行二药联合治疗：CCB+D（利尿剂）

了解
临床应用特点
禁忌证
不良反应

二药联合治疗的用法原则
及方案推荐

注意6项
并按照
药物及起始用法
开始二药联用方案

随访：
观察2~4周后，进入调整期

给予二药联合治疗血压控制未
达标的患者，患者是否服用目标
剂量药物达4~8周

是

三药联合治疗
常用方案：
CCB+利尿剂+ACEI/ARB
CCB+ACEI/ARB+β受体阻滞剂
ACEI/ARB+利尿剂+α受体阻滞剂

否

CCB调整治疗
ARB调整治疗
ACEI调整治疗
利尿剂调整治疗
β受体阻滞剂调整治疗
α受体阻滞剂调整治疗

随访：每月一次

如果发生低血压，
考虑降低降压药物的剂量；
如果出现肾功能减退，
考虑停用利尿剂，评估ARB/ACEI用量；
如果出现水肿，
调整CCB剂量或加用小剂量利尿剂；
如果出现快速型心律失常、心力衰竭，
考虑停用二氢吡啶类降压药

## 25. 高血压二药治疗: ACEI+β 受体阻滞剂

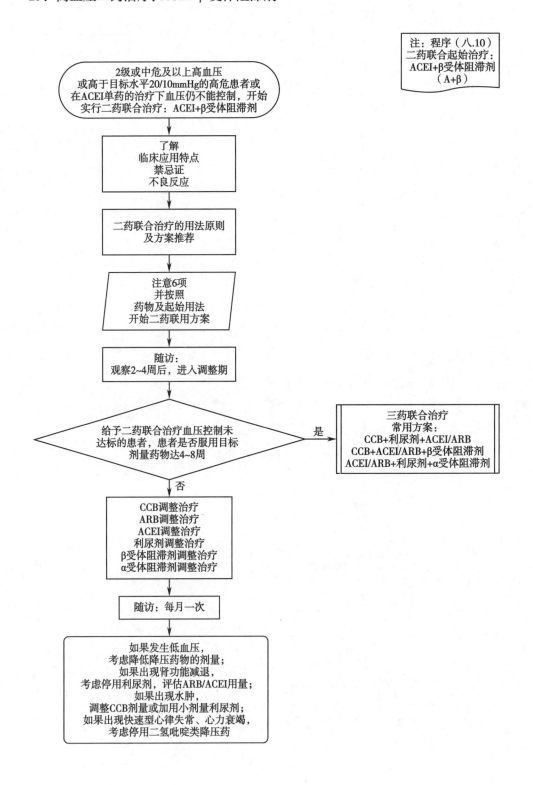

注：程序（八.10）
二药联合起始治疗：
ACEI+β受体阻滞剂
（A+β）

2级或中危及以上高血压
或高于目标水平20/10mmHg的高危患者或
在ACEI单药的治疗下血压仍不能控制，开始
实行二药联合治疗：ACEI+β受体阻滞剂

了解
临床应用特点
禁忌证
不良反应

二药联合治疗的用法原则
及方案推荐

注意6项
并按照
药物及起始用法
开始二药联用方案

随访：
观察2~4周后，进入调整期

给予二药联合治疗血压控制未
达标的患者，患者是否服用目标
剂量药物达4~8周

是 →

三药联合治疗
常用方案：
CCB+利尿剂+ACEI/ARB
CCB+ACEI/ARB+β受体阻滞剂
ACEI/ARB+利尿剂+α受体阻滞剂

否

CCB调整治疗
ARB调整治疗
ACEI调整治疗
利尿剂调整治疗
β受体阻滞剂调整治疗
α受体阻滞剂调整治疗

随访：每月一次

如果发生低血压，
考虑降低降压药物的剂量；
如果出现肾功能减退，
考虑停用利尿剂，评估ARB/ACEI用量；
如果出现水肿，
调整CCB剂量或加用小剂量利尿剂；
如果出现快速型心律失常、心力衰竭，
考虑停用二氢吡啶类降压药

## 26. 高血压二药治疗：ARB+β受体阻滞剂

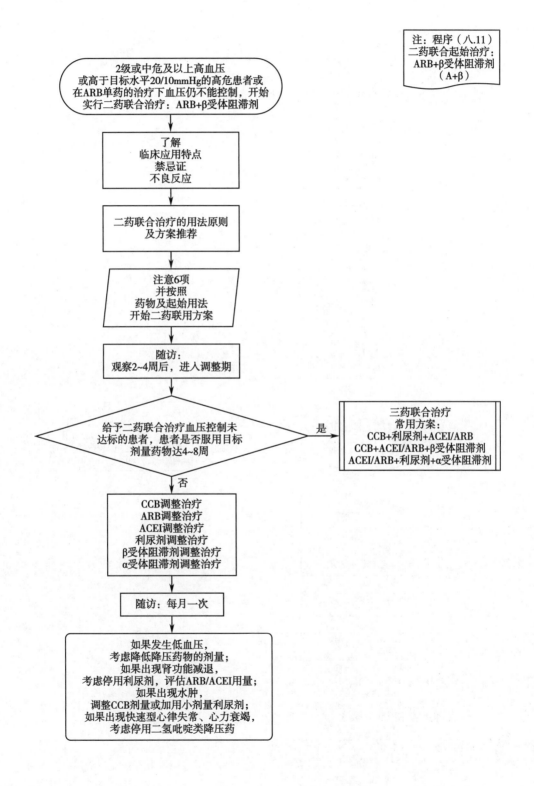

注：程序（八.11）
二药联合起始治疗：
ARB+β受体阻滞剂
（A+β）

2级或中危及以上高血压
或高于目标水平20/10mmHg的高危患者或
在ARB单药的治疗下血压仍不能控制，开始
实行二药联合治疗：ARB+β受体阻滞剂

了解
临床应用特点
禁忌证
不良反应

二药联合治疗的用法原则
及方案推荐

注意6项
并按照
药物及起始用法
开始二药联用方案

随访：
观察2~4周后，进入调整期

给予二药联合治疗血压控制未
达标的患者，患者是否服用目标
剂量药物达4~8周

是

三药联合治疗
常用方案：
CCB+利尿剂+ACEI/ARB
CCB+ACEI/ARB+β受体阻滞剂
ACEI/ARB+利尿剂+α受体阻滞剂

否

CCB调整治疗
ARB调整治疗
ACEI调整治疗
利尿剂调整治疗
β受体阻滞剂调整治疗
α受体阻滞剂调整治疗

随访：每月一次

如果发生低血压，
考虑降低降压药物的剂量；
如果出现肾功能减退，
考虑停用利尿剂，评估ARB/ACEI用量；
如果出现水肿，
调整CCB剂量或加用小剂量利尿剂；
如果出现快速型心律失常、心力衰竭，
考虑停用二氢吡啶类降压药

## 27. 高血压二药治疗：β 受体阻滞剂 + 利尿剂

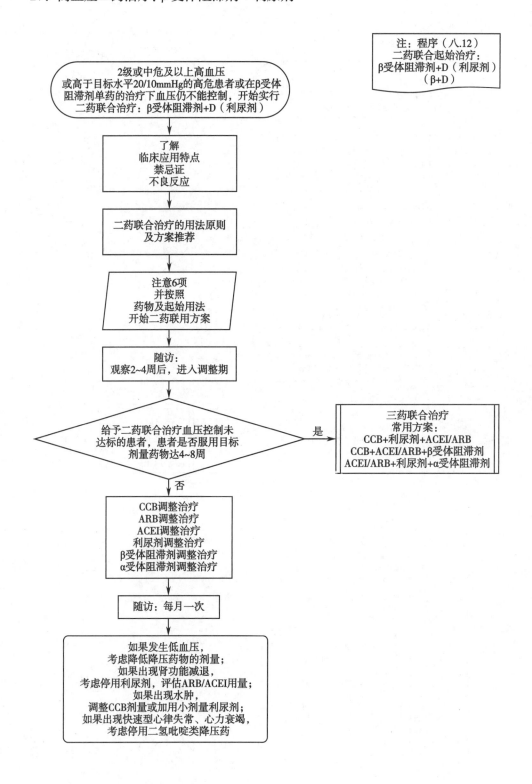

注：程序（八.12）
二药联合起始治疗：
β受体阻滞剂+D（利尿剂）
（β+D）

2级或中危及以上高血压
或高于目标水平20/10mmHg的高危患者或在β受体
阻滞剂单药的治疗下血压仍不能控制，开始实行
二药联合治疗：β受体阻滞剂+D（利尿剂）

了解
临床应用特点
禁忌证
不良反应

二药联合治疗的用法原则
及方案推荐

注意6项
并按照
药物及起始用法
开始二药联用方案

随访：
观察2~4周后，进入调整期

给予二药联合治疗血压控制未
达标的患者，患者是否服用目标
剂量药物达4~8周

是

三药联合治疗
常用方案：
CCB+利尿剂+ACEI/ARB
CCB+ACEI/ARB+β受体阻滞剂
ACEI/ARB+利尿剂+α受体阻滞剂

否

CCB调整治疗
ARB调整治疗
ACEI调整治疗
利尿剂调整治疗
β受体阻滞剂调整治疗
α受体阻滞剂调整治疗

随访：每月一次

如果发生低血压，
考虑降低降压药物的剂量；
如果出现肾功能减退，
考虑停用利尿剂，评估ARB/ACEI用量；
如果出现水肿，
调整CCB剂量或加用小剂量利尿剂；
如果出现快速型心律失常、心力衰竭，
考虑停用二氢吡啶类降压药

## 28．难治性高血压流程

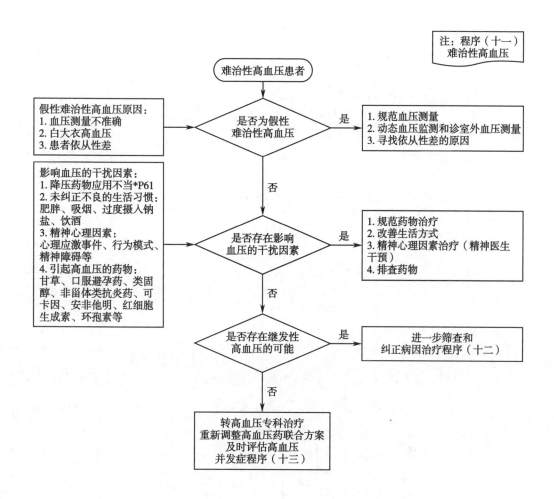

注：程序（十一）
难治性高血压

难治性高血压患者

是否为假性
难治性高血压

假性难治性高血压原因：
1. 血压测量不准确
2. 白大衣高血压
3. 患者依从性差

是 → 1. 规范血压测量
2. 动态血压监测和诊室外血压测量
3. 寻找依从性差的原因

否

是否存在影响
血压的干扰因素

影响血压的干扰因素：
1. 降压药物应用不当*P61
2. 未纠正不良的生活习惯：
肥胖、吸烟、过度摄入钠
盐、饮酒
3. 精神心理因素：
心理应激事件、行为模式、
精神障碍等
4. 引起高血压的药物：
甘草、口服避孕药、类固
醇、非甾体类抗炎药、可
卡因、安非他明、红细胞
生成素、环孢素等

是 → 1. 规范药物治疗
2. 改善生活方式
3. 精神心理因素治疗（精神医生干预）
4. 排查药物

否

是否存在继发性
高血压的可能

是 → 进一步筛查和
纠正病因治疗程序（十二）

否

转高血压专科治疗
重新调整高血压药联合方案
及时评估高血压
并发症程序（十三）

## 29. 基于高血压伴糖尿病的决策树筛查模型

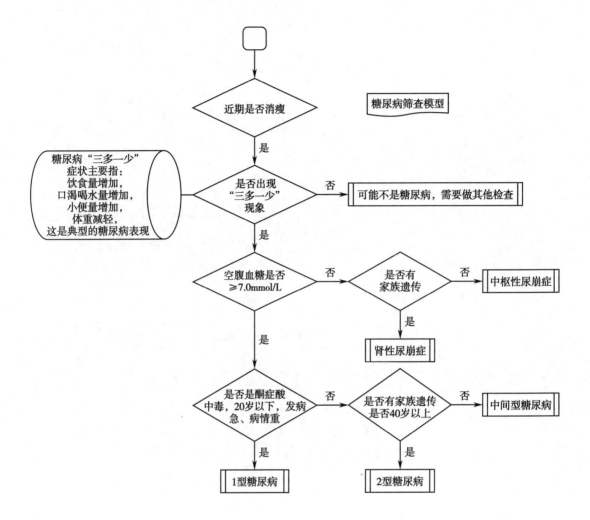

## 30．高血压伴 2 型糖尿病降脂、降压、抗血小板、标准治疗和临床决策路径

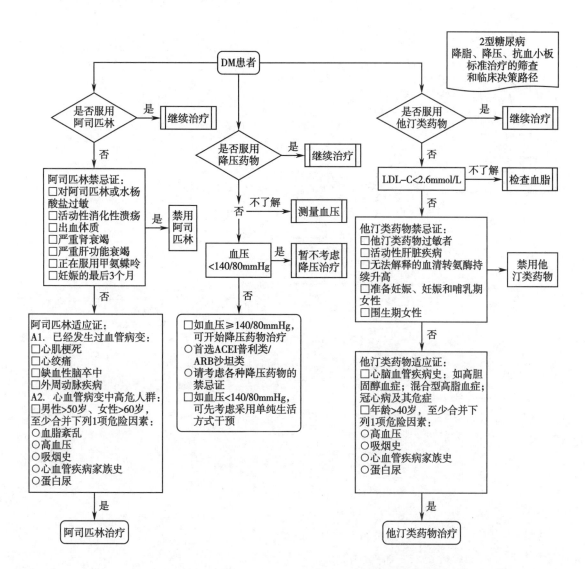

### 31. 糖尿病筛查诊断流程

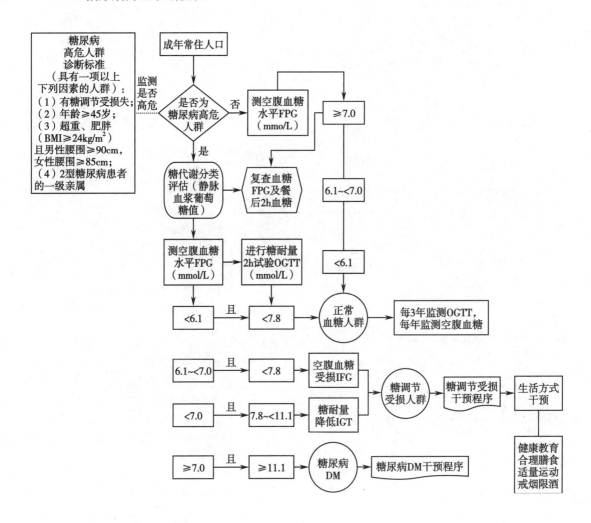

## 32．血糖异常及糖代谢状态分类、筛查及干预标准路径流程

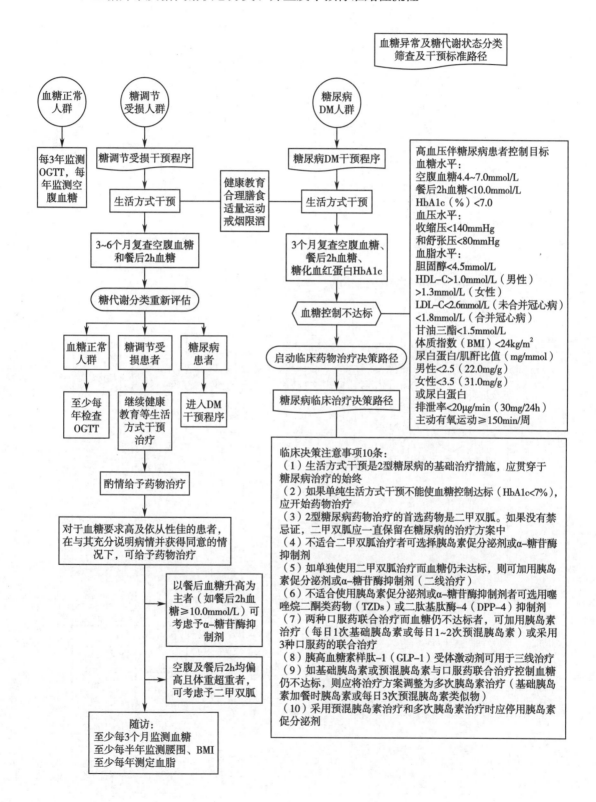

## 33．糖尿病临床治疗决策路径流程

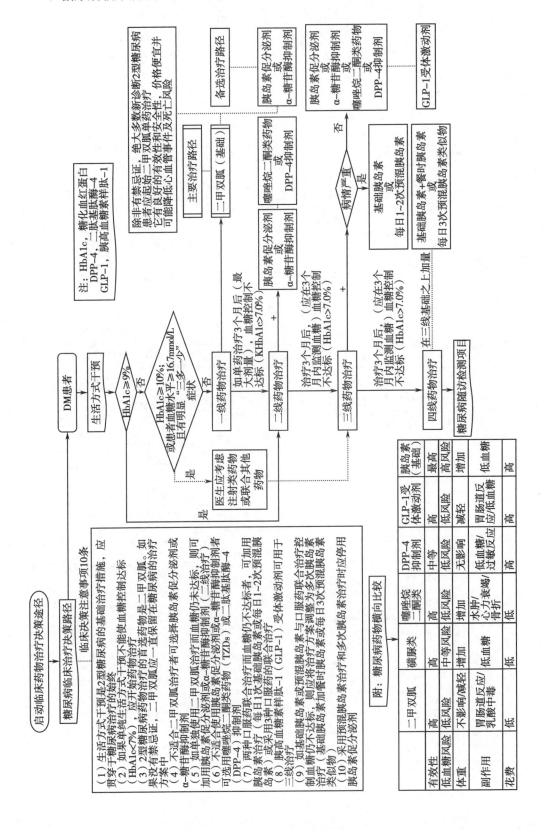

## 34．高血压伴肾病就医流程

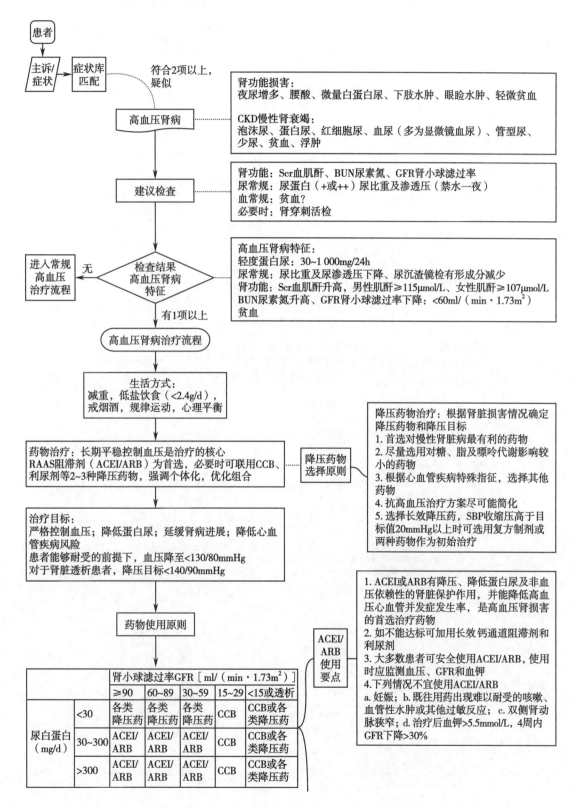

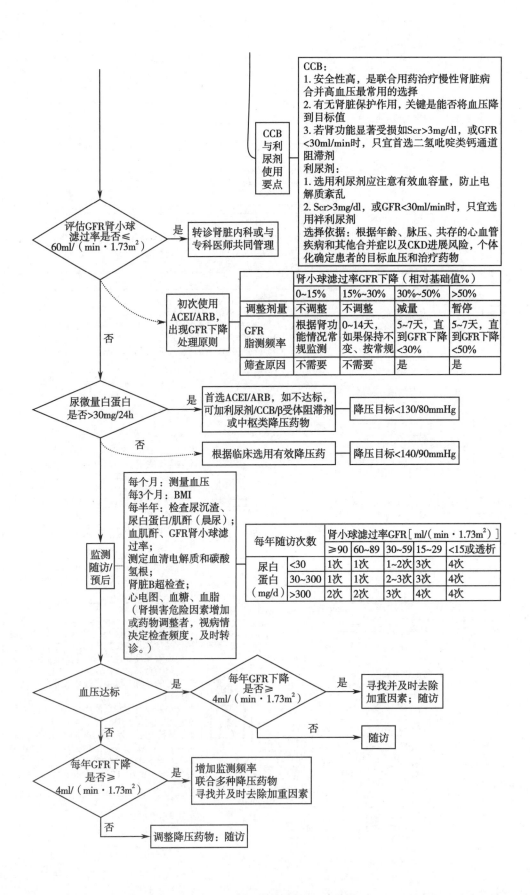

CCB：
1. 安全性高，是联合用药治疗慢性肾脏病合并高血压最常用的选择
2. 有无肾脏保护作用，关键是能否将血压降到目标值
3. 若肾功能显著受损如Scr>3mg/dl，或GFR<30ml/min时，只宜首选二氢吡啶类钙通道阻滞剂
利尿剂：
1. 选用利尿剂应注意有效血容量，防止电解质紊乱
2. Scr>3mg/dl，或GFR<30ml/min时，只宜选用袢利尿剂
选择依据：根据年龄、脉压、共存的心血管疾病和其他合并症以及CKD进展风险，个体化确定患者的目标血压和治疗药物

CCB与利尿剂使用要点

评估GFR肾小球滤过率是否≤60ml/（min·1.73m²）

——是——→ 转诊肾脏内科或与专科医师共同管理

——否——

初次使用ACEI/ARB，出现GFR下降处理原则

| | 肾小球滤过率GFR下降（相对基础值%） | | | |
|---|---|---|---|---|
| | 0~15% | 15%~30% | 30%~50% | >50% |
| 调整剂量 | 不调整 | 不调整 | 减量 | 暂停 |
| GFR脂测频率 | 根据肾功能情况常规监测 | 0~14天，如果保持不变、按常规 | 5~7天，直到GFR下降<30% | 5~7天，直到GFR下降<50% |
| 筛查原因 | 不需要 | 不需要 | 是 | 是 |

尿微量白蛋白是否>30mg/24h

——是——→ 首选ACEI/ARB，如不达标，可加利尿剂/CCBβ受体阻滞剂或中枢类降压药物 ——→ 降压目标<130/80mmHg

——否——→ 根据临床选用有效降压药 ——→ 降压目标<140/90mmHg

监测随访/预后

每个月：测量血压
每3个月：BMI
每半年：检查尿沉渣、尿白蛋白/肌酐（晨尿）；血肌酐、GFR肾小球滤过率；测定血清电解质和碳酸氢根；肾脏B超检查；心电图、血糖、血脂
（肾损害危险因素增加或药物调整者，视病情决定检查频度，及时转诊。）

| 每年随访次数 | 肾小球滤过率GFR[ml/(min·1.73m²)] | | | | |
|---|---|---|---|---|---|
| | | ≥90 | 60~89 | 30~59 | 15~29 | <15或透析 |
| 尿白蛋白（mg/d） | <30 | 1次 | 1次 | 1~2次 | 3次 | 4次 |
| | 30~300 | 1次 | 1次 | 2~3次 | 3次 | 4次 |
| | >300 | 2次 | 2次 | 3次 | 4次 | 4次 |

血压达标

——是——→ 每年GFR下降是否≥4ml/（min·1.73m²）

——是——→ 寻找并及时去除加重因素；随访

——否——→ 随访

——否——

每年GFR下降是否≥4ml/（min·1.73m²）

——是——→ 增加监测频率 联合多种降压药物 寻找并及时去除加重因素

——否——→ 调整降压药物；随访

## 35．血压——病情描述

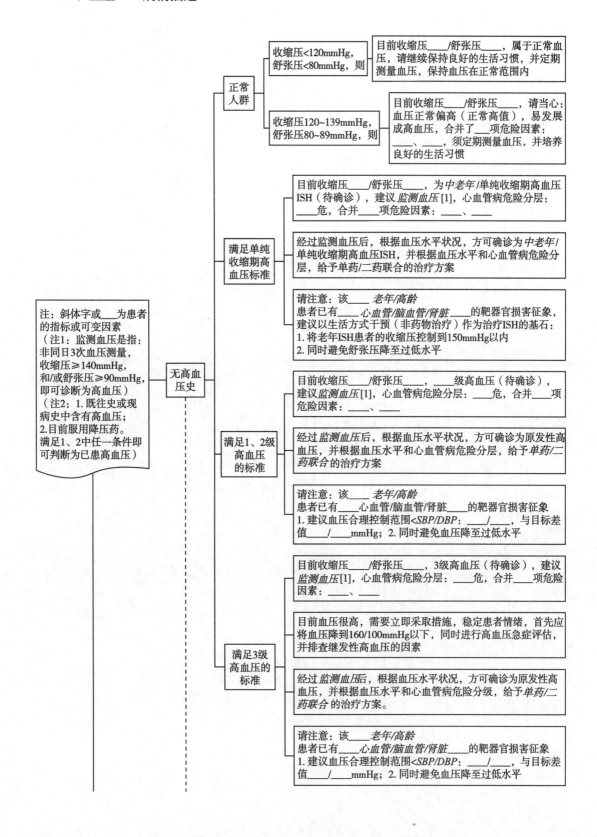

正常人群

收缩压<120mmHg，舒张压<80mmHg，则

目前收缩压____/舒张压____，属于正常血压，请继续保持良好的生活习惯，并定期测量血压，保持血压在正常范围内

收缩压120~139mmHg，舒张压80~89mmHg，则

目前收缩压____/舒张压____，请当心：血压正常偏高（正常高值），易发展成高血压，合并了____项危险因素：____、____，须定期测量血压，并培养良好的生活习惯

满足单纯收缩期高血压标准

目前收缩压____/舒张压____，为*中老年/单纯收缩期高血压*ISH（待确诊），建议*监测血压*[1]，心血管病危险分层：____危，合并____项危险因素：____、____

经过监测血压后，根据血压水平状况，方可确诊为*中老年/单纯收缩期高血压*ISH，并根据血压水平和心血管病危险分层，给予单药/二药联合的治疗方案

请注意：该____*老年/高龄*患者已有____*心血管/脑血管/肾脏*____的靶器官损害征象，建议以生活方式干预（非药物治疗）作为治疗ISH的基石：
1. 将老年ISH患者的收缩压控制到150mmHg以内
2. 同时避免舒张压降至过低水平

无高血压史

满足1、2级高血压的标准

目前收缩压____/舒张压____，____级高血压（待确诊），建议*监测血压*[1]，心血管病危险分层：____危，合并____项危险因素：____、____

经过*监测血压*后，根据血压水平状况，方可确诊为原发性高血压，并根据血压水平和心血管病危险分层，给予*单药/二药联合*的治疗方案

请注意：该____*老年/高龄*患者已有____*心血管/脑血管/肾脏*____的靶器官损害征象
1. 建议血压合理控制范围<*SBP/DBP*：____/____，与目标差值____/____mmHg；2. 同时避免血压降至过低水平

满足3级高血压的标准

目前收缩压____/舒张压____，3级高血压（待确诊），建议*监测血压*[1]，心血管病危险分层：____危，合并____项危险因素：____、____

目前血压很高，需要立即采取措施，稳定患者情绪，首先应将血压降到160/100mmHg以下，同时进行高血压急症评估，并排查继发性高血压的因素

经过*监测血压*后，根据血压水平状况，方可确诊为原发性高血压，并根据血压水平和心血管病危险分级，给予*单药/二药联合*的治疗方案。

请注意：该____*老年/高龄*患者已有____*心血管/脑血管/肾脏*____的靶器官损害征象
1. 建议血压合理控制范围<*SBP/DBP*：____/____，与目标差值____/____mmHg；2. 同时避免血压降至过低水平

注：斜体字或____为患者的指标或可变因素
（注1：*监测血压*是指：非同日3次血压测量，收缩压≥140mmHg，和/或舒张压≥90mmHg，即可诊断为高血压）
（注2：1. 既往史或现病史中含有高血压；
2. 目前服用降压药。
满足1、2中任一条件即可判断为已患高血压）

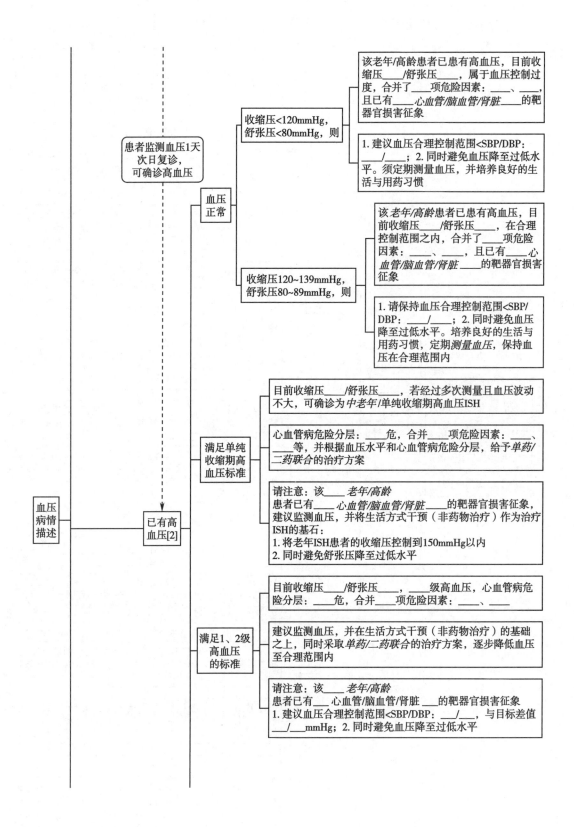

难治性高血压:
1. 二药/三药联合，血压不达标
2. 用药后，血压长期高值

**满足3级高血压的标准**

目前收缩压____/舒张压____，3级高血压，心血管病危险分层：____危，合并____项危险因素：____、____

当前血压很高，需要立即采取治疗措施，首先稳定患者情绪，应将血压降到160/100mmHg以下，同时进行高血压急症评估

建议*监测血压*，并在生活方式干预（非药物治疗）的基础之上，同时采取*二药/三药联合*的治疗方案，逐步降低血压至合理范围内

请注意：该____ *老年/高龄*
患者已有____ *心血管/脑血管/肾脏*____的靶器官损害征象
1. 建议血压合理控制范围<SBP/DBP：____/____，与目标差值____/____mmHg；2. 同时避免血压降至过低水平

**满足单纯收缩期高血压标准**

目前收缩压____/舒张压____，若经过多次测量且血压波动不大，可确诊为*中老年/单纯收缩期*高血压ISH，心血管病危险分层：____危，合并____项危险因素：____、____

请注意：该____ *老年/高龄*
患者已有____ *心血管/脑血管/肾脏*____的靶器官损害征象，若血压长期难以控制，建议进行*难治性高血压评估*

同时*监测血压*，并将生活方式干预（非药物治疗）作为治疗ISH的基石
1. 将老年ISH患者的收缩压控制到150mmHg以内
2. 同时避免舒张压DBP降至过低水平

**满足1、2级高血压的标准**

目前收缩压____/舒张压____，____级高血压，心血管病危险分层：____危，合并____项危险因素：____、____

请注意：该____ *老年/高龄*
患者已有____ *心血管/脑血管/肾脏*____的靶器官损害征象，若血压长期难以控制，建议进行*难治性高血压评估*

同时*监测血压*，并在生活方式干预（非药物治疗）的基础之上，调整*二药/三药联合*的治疗方案：
1. 逐步降低血压至合理控制范围<SBP/DBP：____/____，与目标差值____/____mmHg；2. 同时避免血压降至过低水平

**满足3级高血压的标准**

目前收缩压____/舒张压____，3级高血压，心血管病危险分层：____危，合并____项危险因素：____/____

当前血压很高，需要立即采取治疗措施，首先稳定患者情绪，应将血压降到160/100mmHg以下，同时进行高血压急症评估，若血压长期难以控制，建议进行*难治性高血压评估*

同时*监测血压*，并在生活方式干预（非药物治疗）的基础之上，调整*二药/三药联合*的治疗方案，逐步降低血压至合理范围内

请注意：该____ *老年/高龄*
患者已有____ *心血管/脑血管/肾脏*____的靶器官损害征象
1. 建议血压合理控制范围<SBP/DBP：____/____，与目标差值____/____mmHg；2. 同时避免血压降至过低水平

### 36．血糖——病情描述

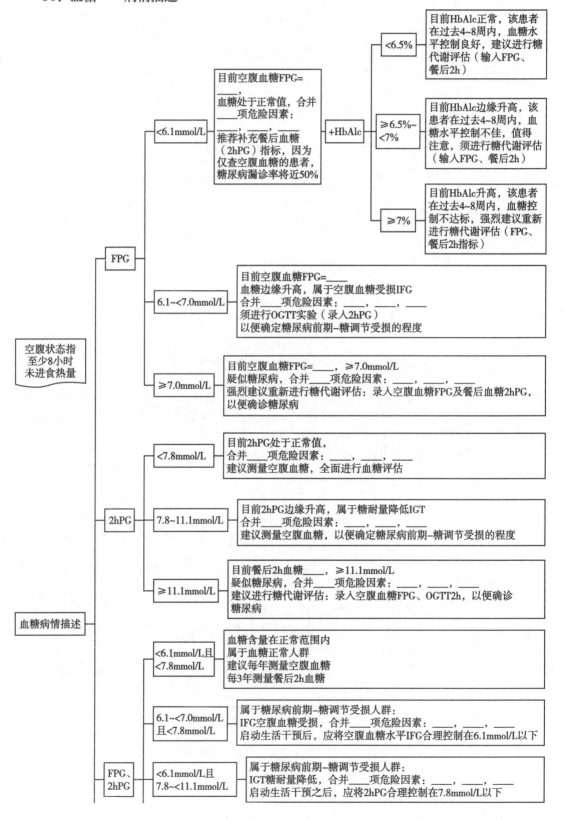

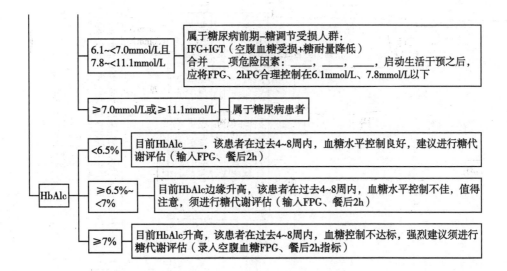

| 6.1~<7.0mmol/L且<br>7.8~<11.1mmol/L | 属于糖尿病前期~糖调节受损人群：<br>IFG+IGT（空腹血糖受损+糖耐量降低）<br>合并____项危险因素：____，____，____，启动生活干预之后，<br>应将FPG、2hPG合理控制在6.1mmol/L、7.8mmol/L以下 |
|---|---|
| ≥7.0mmol/L或≥11.1mmol/L | 属于糖尿病患者 |

| HbAlc | <6.5% | 目前HbAlc____，该患者在过去4~8周内，血糖水平控制良好，建议进行糖代谢评估（输入FPG、餐后2h） |
|---|---|---|
| | ≥6.5%~<br><7% | 目前HbAlc边缘升高，该患者在过去4~8周内，血糖水平控制不佳，值得注意，须进行糖代谢评估（输入FPG、餐后2h） |
| | ≥7% | 目前HbAlc升高，该患者在过去4~8周内，血糖控制不达标，强烈建议须进行糖代谢评估（录入空腹血糖FPG、餐后2h指标） |

## 37．血脂——病情描述

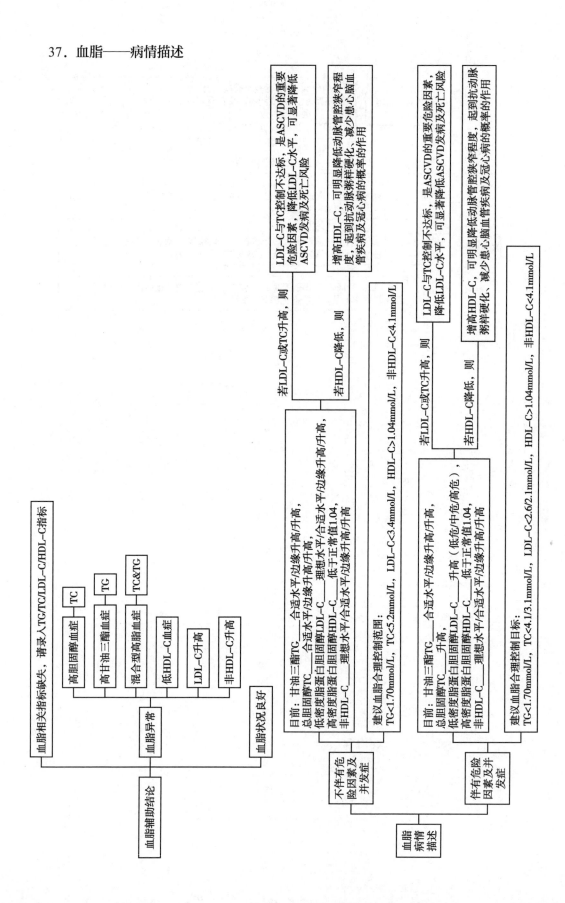

## 38．用药系统业务流程图

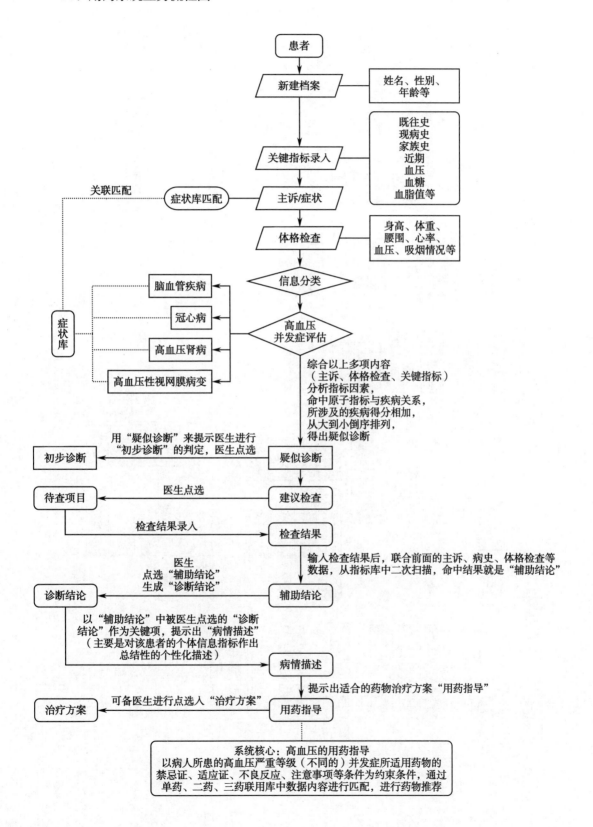

## 39．高血压并发症就医检测流程

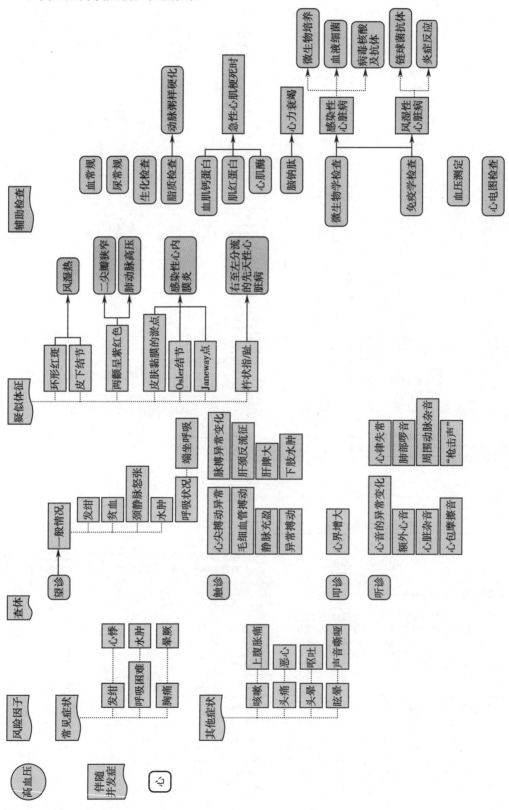

## 40．高血压系统输入输出就医流程

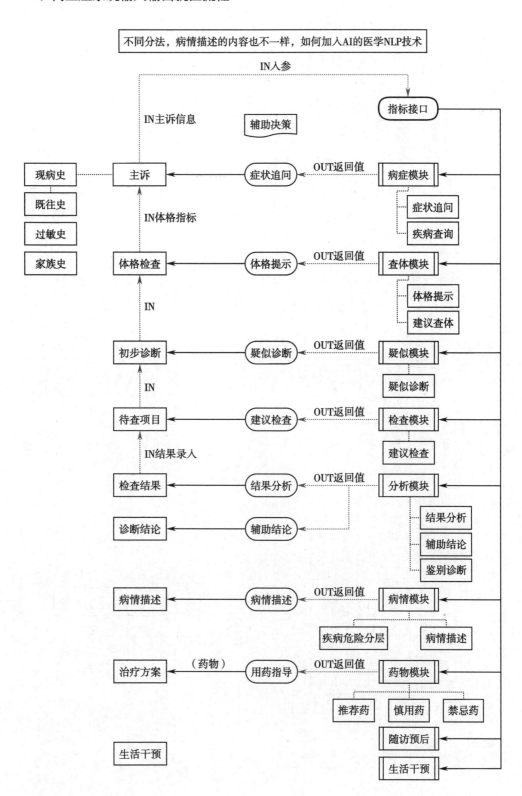

## 41. 高血压主诉症状 - 检查

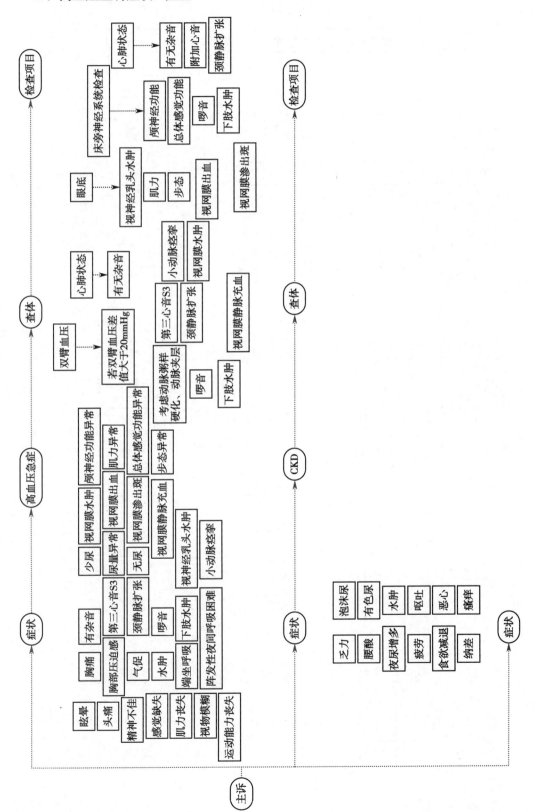

# 附录二 知识图解举例（高血压）

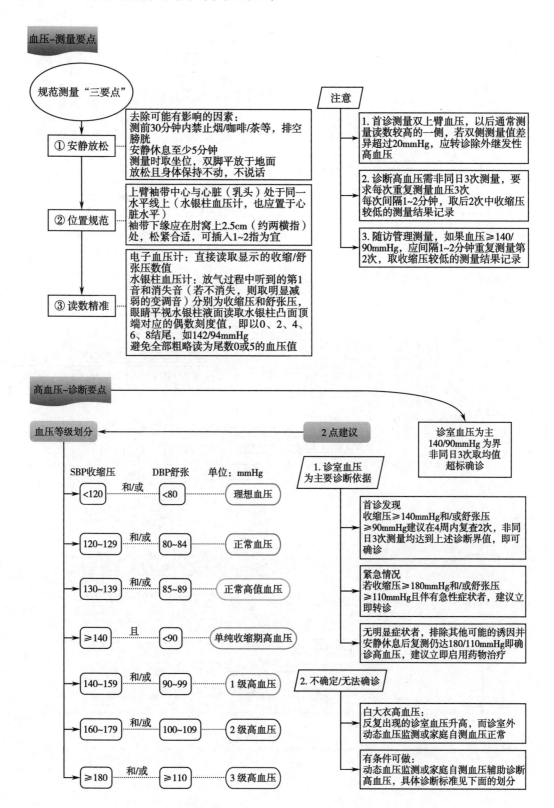

**高血压-风险评估**

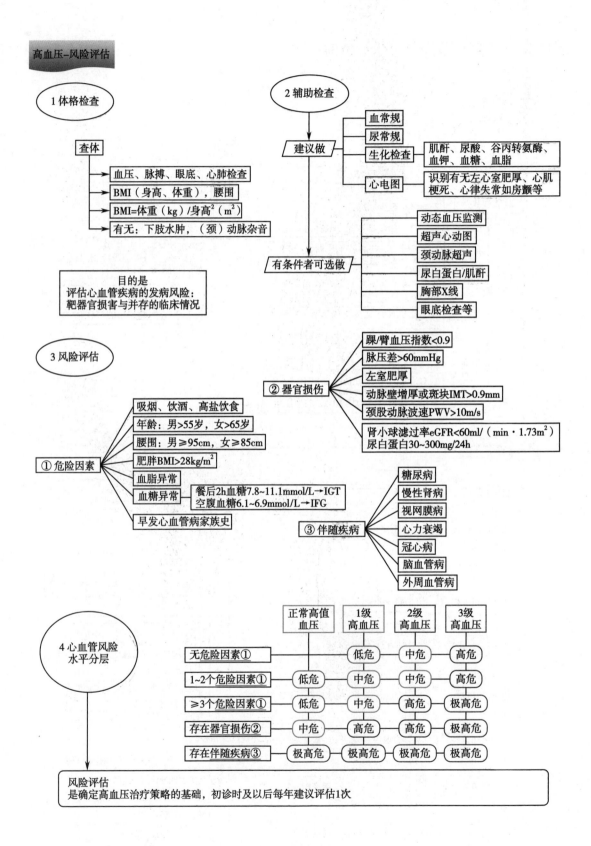

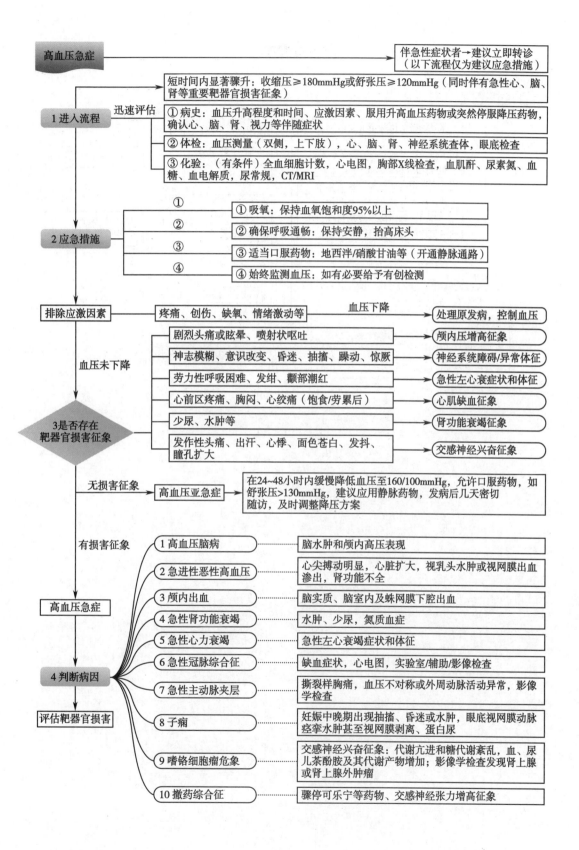

高血压急症 →伴急性症状者→建议立即转诊（以下流程仅为建议应急措施）

**1 进入流程**

迅速评估

短时间内显著骤升：收缩压≥180mmHg或舒张压≥120mmHg（同时伴有急性心、脑、肾等重要靶器官损害征象）

① 病史：血压升高程度和时间、应激因素、服用升高血压药物或突然停服降压药物，确认心、脑、肾、视力等伴随症状

② 体检：血压测量（双侧，上下肢），心、脑、肾、神经系统查体，眼底检查

③ 化验：（有条件）全血细胞计数，心电图，胸部X线检查，血肌酐、尿素氮、血糖、血电解质，尿常规，CT/MRI

**2 应急措施**

① ① 吸氧：保持血氧饱和度95%以上

② ② 确保呼吸通畅：保持安静，抬高床头

③ ③ 适当口服药物：地西泮/硝酸甘油等（开通静脉通路）

④ ④ 始终监测血压：如有必要给予有创检测

排除应激因素

疼痛、创伤、缺氧、情绪激动等 — 血压下降 → 处理原发病，控制血压

血压未下降

剧烈头痛或眩晕、喷射状呕吐 → 颅内压增高征象

神志模糊、意识改变、昏迷、抽搐、躁动、惊厥 → 神经系统障碍/异常体征

劳力性呼吸困难、发绀、颧部潮红 → 急性左心衰症状和体征

心前区疼痛、胸闷、心绞痛（饱食/劳累后）→ 心肌缺血征象

少尿、水肿等 → 肾功能衰竭征象

发作性头痛、出汗、心悸、面色苍白、发抖、瞳孔扩大 → 交感神经兴奋征象

**3 是否存在靶器官损害征象**

无损害征象 → 高血压亚急症 → 在24~48小时内缓慢降低血压至160/100mmHg，允许口服药物，如舒张压>130mmHg，建议应用静脉药物，发病后几天密切随访，及时调整降压方案

有损害征象

高血压急症

**4 判断病因**

评估靶器官损害

1 高血压脑病 ……… 脑水肿和颅内高压表现

2 急进性恶性高血压 ……… 心尖搏动明显，心脏扩大，视乳头水肿或视网膜出血渗出，肾功能不全

3 颅内出血 ……… 脑实质、脑室内及蛛网膜下腔出血

4 急性肾功能衰竭 ……… 水肿，少尿，氮质血症

5 急性心力衰竭 ……… 急性左心衰竭症状和体征

6 急性冠脉综合征 ……… 缺血症状，心电图，实验室/辅助/影像检查

7 急性主动脉夹层 ……… 撕裂样胸痛，血压不对称或外周动脉活动异常，影像学检查

8 子痫 ……… 妊娠中晚期出现抽搐、昏迷或水肿，眼底视网膜动脉痉挛水肿甚至视网膜剥离、蛋白尿

9 嗜铬细胞瘤危象 ……… 交感神经兴奋征象：代谢亢进和糖代谢紊乱，血、尿儿茶酚胺及其代谢产物增加；影像学检查发现肾上腺或肾上腺外肿瘤

10 撤药综合征 ……… 骤停可乐宁等药物、交感神经张力增高征象

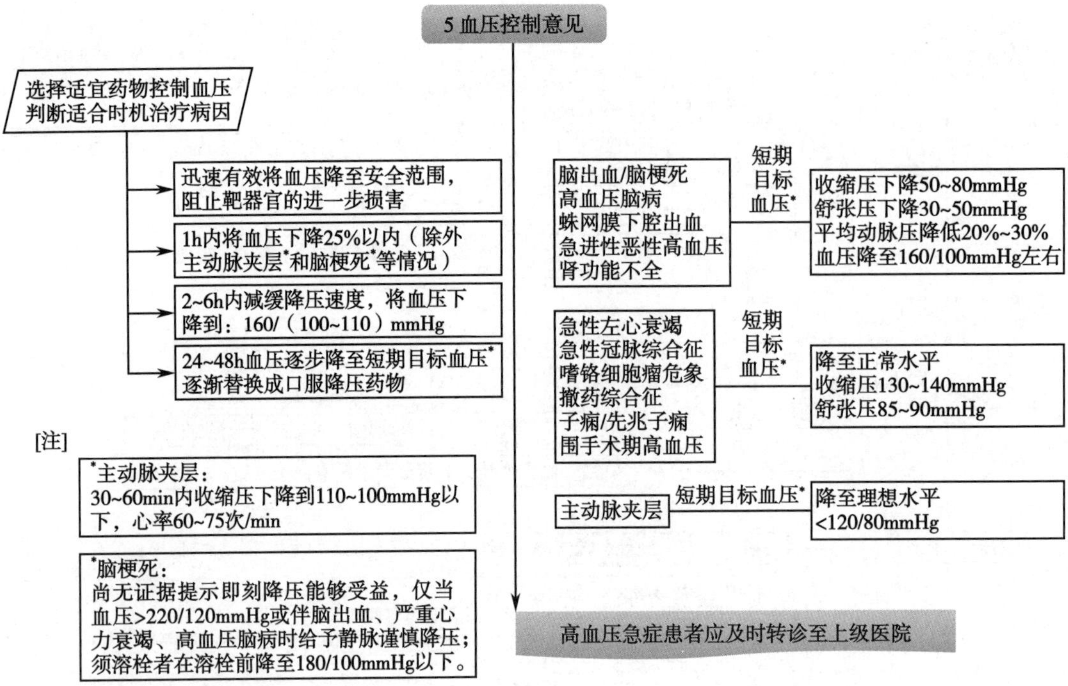

5 血压控制意见

选择适宜药物控制血压
判断适合时机治疗病因

迅速有效将血压降至安全范围，
阻止靶器官的进一步损害

1h内将血压下降25%以内（除外
主动脉夹层*和脑梗死*等情况）

2~6h内减缓降压速度，将血压下
降到：160/（100~110）mmHg

24~48h血压逐步降至短期目标血压*
逐渐替换成口服降压药物

脑出血/脑梗死
高血压脑病
蛛网膜下腔出血
急进性恶性高血压
肾功能不全

短期
目标
血压*

收缩压下降50~80mmHg
舒张压下降30~50mmHg
平均动脉压降低20%~30%
血压降至160/100mmHg左右

急性左心衰竭
急性冠脉综合征
嗜铬细胞瘤危象
撤药综合征
子痫/先兆子痫
围手术期高血压

短期
目标
血压*

降至正常水平
收缩压130~140mmHg
舒张压85~90mmHg

主动脉夹层    短期目标血压*    降至理想水平
<120/80mmHg

[注]

*主动脉夹层：
30~60min内收缩压下降到110~100mmHg以
下，心率60~75次/min

*脑梗死：
尚无证据提示即刻降压能够受益，仅当
血压>220/120mmHg或伴脑出血、严重心
力衰竭、高血压脑病时给予静脉谨慎降压；
须溶栓者在溶栓前降至180/100mmHg以下。

高血压急症患者应及时转诊至上级医院

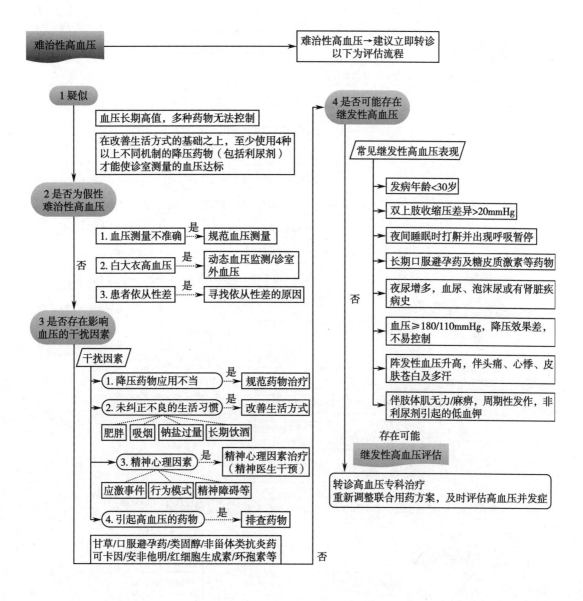

难治性高血压 ⟶ 难治性高血压→建议立即转诊
以下为评估流程

**1 疑似**

血压长期高值，多种药物无法控制

在改善生活方式的基础之上，至少使用4种
以上不同机制的降压药物（包括利尿剂）
才能使诊室测量的血压达标

**2 是否为假性难治性高血压**

1. 血压测量不准确 ┈是┈→ 规范血压测量
2. 白大衣高血压 ┈是┈→ 动态血压监测/诊室外血压
3. 患者依从性差 ┈是┈→ 寻找依从性差的原因

否

**3 是否存在影响血压的干扰因素**

干扰因素

1. 降压药物应用不当 ┈是┈→ 规范药物治疗
2. 未纠正不良的生活习惯 ┈是┈→ 改善生活方式
   肥胖 | 吸烟 | 钠盐过量 | 长期饮酒
3. 精神心理因素 ┈是┈→ 精神心理因素治疗（精神医生干预）
   应激事件 | 行为模式 | 精神障碍等
4. 引起高血压的药物 ┈是┈→ 排查药物
   甘草/口服避孕药/类固醇/非甾体类抗炎药
   可卡因/安非他明/红细胞生成素/环孢素等

否

**4 是否可能存在继发性高血压**

常见继发性高血压表现

→ 发病年龄<30岁
→ 双上肢收缩压差异>20mmHg
→ 夜间睡眠时打鼾并出现呼吸暂停
→ 长期口服避孕药及糖皮质激素等药物
→ 夜尿增多，血尿、泡沫尿或有肾脏疾病史
→ 血压≥180/110mmHg，降压效果差，不易控制
→ 阵发性血压升高，伴头痛、心悸、皮肤苍白及多汗
→ 伴肢体肌无力/麻痹，周期性发作，非利尿剂引起的低血钾

否

存在可能

继发性高血压评估

转诊高血压专科治疗
重新调整联合用药方案，及时评估高血压并发症

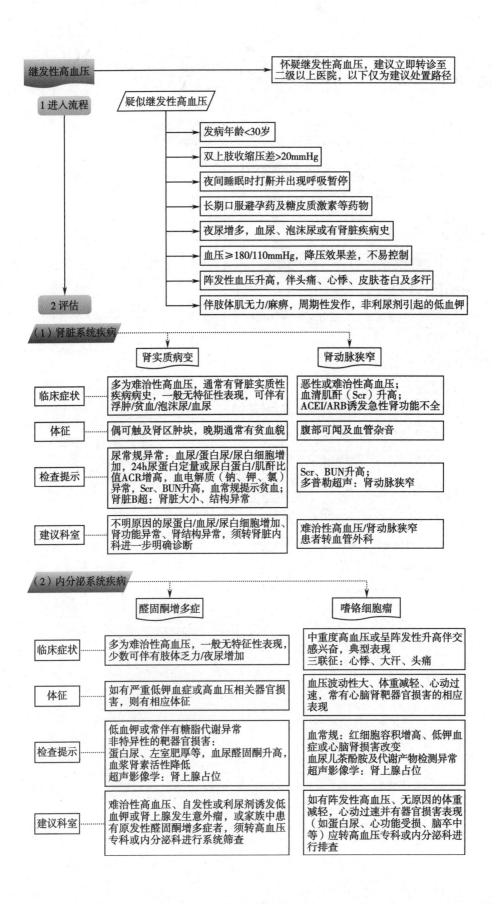

**内分泌系统疾病**

|  | 皮质醇增多症 | 甲状腺功能亢进 |
|---|---|---|
| 临床症状 | 高血压、向心性肥胖、肌病、易骨折、皮肤易出现瘀斑 | 女性常见，有高代谢综合征：消瘦、心悸、怕热、多汗、低热、易激等<br>甲状腺肿大，突眼等临床表现 |
| 体征 | 高血压、向心性肥胖、满月脸、水牛背、多血质、皮肤紫纹 | 高血压，以收缩压升高为主，脉压大；消瘦、皮肤湿润，突眼、手颤，心动过速、周期性麻痹 |
| 检查提示 | 血常规：嗜酸粒细胞减少；多有脂代谢及糖耐量异常或糖尿病、低血钾、血尿皮质醇增多，昼夜节律消失；超声影像学：肾上腺占位 | $T_3$、$T_4$水平升高，TSH受抑<br>超声：甲状腺肿大 |
| 建议科室 | 如难治性高血压伴向心性肥胖、糖脂代谢异常、易骨折或皮肤紫纹，应转内分泌或高血压专科进行排查 | 高血压、体重减轻、突眼，查甲状腺功能亢进时应转专科系统诊治 |

**（3）心血管系统疾病**

|  | 先天性主动脉缩窄 | 多发性大动脉炎 |
|---|---|---|
| 临床症状 | 男性多见，多数无典型临床症状，少数呈现头痛、疲劳后气急、心悸、易倦、头颈部血管搏动强烈、鼻衄等症状，或由于躯体下半部血供减少，可呈现下肢怕冷、行走乏力、间歇性跛行 | 40岁以下女性多见，少数患者在发病初期可有全身症状，表现为不适、发热、肌痛、疲乏劳、食欲不振、关节炎和结节红斑等；难治性高血压以舒张压升高为主，局部动脉表现为"无脉症"；部分患者合并头昏、眩晕、头痛、记忆力减退等脑部缺血的症状 |
| 体征 | 典型的上下肢血压显著差别>2.7kPa（20mmHg），少数表现为右上肢血压比左上肢高，常呈现心脏扩大<br>以左心室扩大为主，胸骨左缘常可听到收缩杂音，并传导到背部。侧支循环发达患者，在胸骨切迹上方及肩胛区可触及血管搏动 | 无脉症：单侧或双侧肢体缺血症状，表现为动脉搏动减弱或消失；颈动脉搏动减弱或消失；血管杂音：颈部、上腹部、背部脊柱两侧或胸骨旁、脐旁等部位或肾区的血管杂音；眼底病变者 |
| 检查提示 | 心电图：左心室肥厚伴劳损<br>胸部X线：心影增大，左心室更为明显，主动脉弓阴影减少，在主动脉结处可呈现扩大的左锁骨下动脉和缩窄段下端胸降主动脉狭窄后扩大所形成的"3"字征<br>超声心动图：必要时主动脉造影或心导管检查 | 红细胞沉降率增快，C反应蛋白升高<br>多普勒超声检查：主动脉或主要血管狭窄或闭塞，必要时行血管造影、CT、MRI |
| 转诊科室 | 典型的左右上肢、上下肢血压有显著差别患者，转血管外科或心胸外科诊治 | 高血压患者伴无脉症或搏动异常，早期有全身症状、血沉增快，应转血管外科或免疫风湿科诊治 |

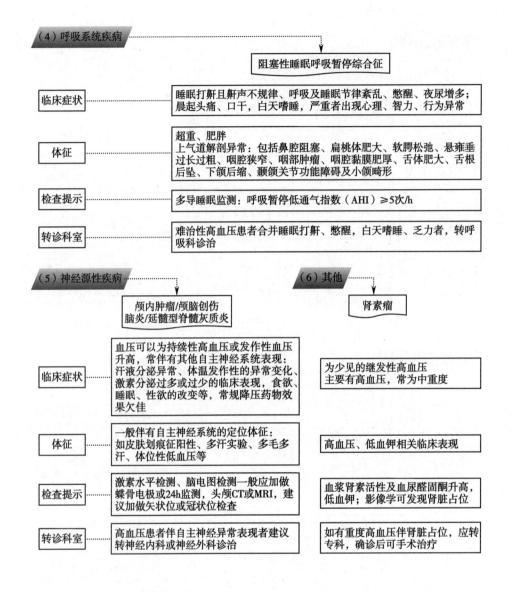

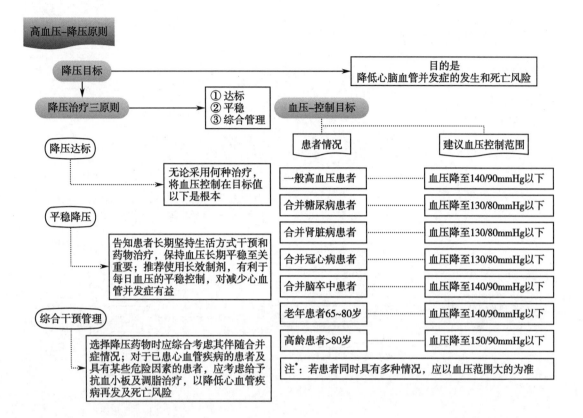

高血压–降压原则

降压目标 → 目的是 降低心脑血管并发症的发生和死亡风险

降压治疗三原则 → ① 达标 ② 平稳 ③ 综合管理

血压–控制目标

降压达标 ┈┈► 无论采用何种治疗，将血压控制在目标值以下是根本

平稳降压 ┈┈► 告知患者长期坚持生活方式干预和药物治疗，保持血压长期平稳至关重要；推荐使用长效制剂，有利于每日血压的平稳控制，对减少心血管并发症有益

综合干预管理 ┈┈► 选择降压药物时应综合考虑其伴随合并症情况；对于已患心血管疾病的患者及具有某些危险因素的患者，应考虑给予抗血小板及调脂治疗，以降低心血管疾病再发及死亡风险

| 患者情况 | 建议血压控制范围 |
|---|---|
| 一般高血压患者 | 血压降至140/90mmHg以下 |
| 合并糖尿病患者 | 血压降至130/80mmHg以下 |
| 合并肾脏病患者 | 血压降至130/80mmHg以下 |
| 合并冠心病患者 | 血压降至130/80mmHg以下 |
| 合并脑卒中患者 | 血压降至140/90mmHg以下 |
| 老年患者65~80岁 | 血压降至140/90mmHg以下 |
| 高龄患者>80岁 | 血压降至150/90mmHg以下 |

注*：若患者同时具有多种情况，应以血压范围大的为准

高血压–启动药物治疗时机 —————→ 建议：一旦确诊高血压，在生活方式
干预的同时，启动药物治疗

确诊高血压患者

↓

风险评估

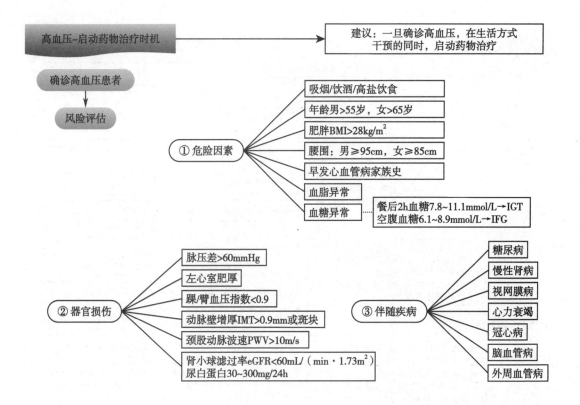

① 危险因素
- 吸烟/饮酒/高盐饮食
- 年龄男>55岁，女>65岁
- 肥胖BMI>28kg/m²
- 腰围：男≥95cm，女≥85cm
- 早发心血管病家族史
- 血脂异常
- 血糖异常 ···· 餐后2h血糖7.8~11.1mmol/L→IGT
空腹血糖6.1~8.9mmol/L→IFG

② 器官损伤
- 脉压差>60mmHg
- 左心室肥厚
- 踝/臂血压指数<0.9
- 动脉壁增厚IMT>0.9mm或斑块
- 颈股动脉波速PWV>10m/s
- 肾小球滤过率eGFR<60mL/（min·1.73m²）
尿白蛋白30~300mg/24h

③ 伴随疾病
- 糖尿病
- 慢性肾病
- 视网膜病
- 心力衰竭
- 冠心病
- 脑血管病
- 外周血管病

*心血管风险水平分层*

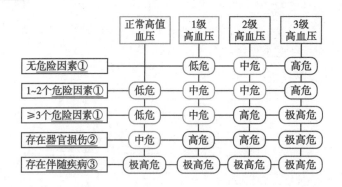

|  | 正常高值血压 | 1级高血压 | 2级高血压 | 3级高血压 |
|---|---|---|---|---|
| 无危险因素① |  | 低危 | 中危 | 高危 |
| 1~2个危险因素① | 低危 | 中危 | 中危 | 高危 |
| ≥3个危险因素① | 低危 | 中危 | 高危 | 极高危 |
| 存在器官损伤② | 中危 | 高危 | 高危 | 极高危 |
| 存在伴随疾病③ | 极高危 | 极高危 | 极高危 | 极高危 |

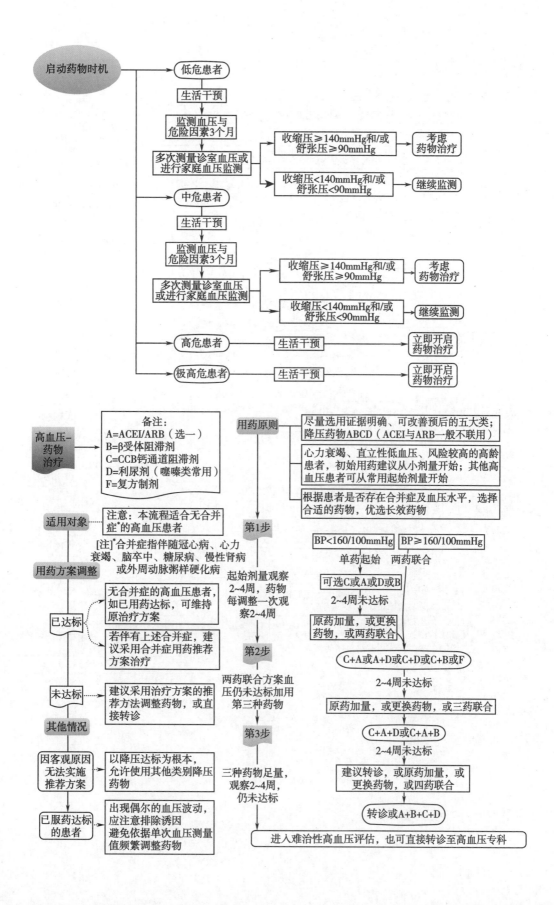

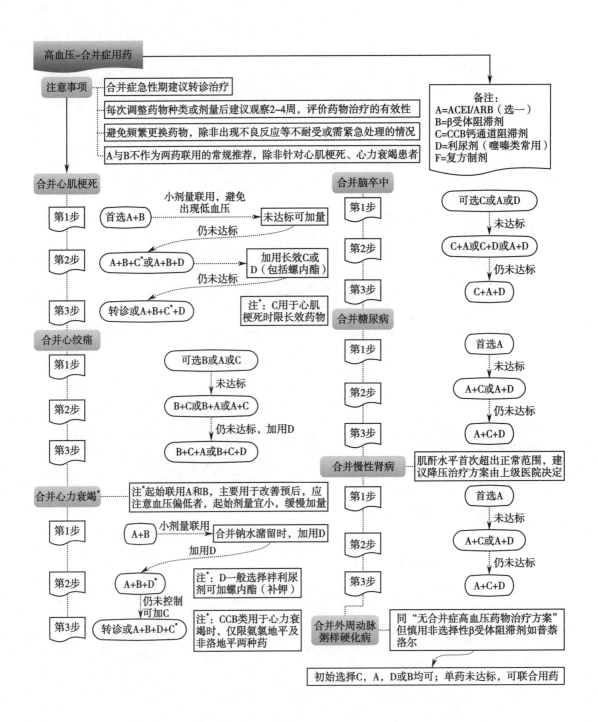

**高血压-合并症用药**

**注意事项**
- 合并症急性期建议转诊治疗
- 每次调整药物种类或剂量后建议观察2~4周，评价药物治疗的有效性
- 避免频繁更换药物，除非出现不良反应等不耐受或需紧急处理的情况
- A与B不作为两药联用的常规推荐，除非针对心肌梗死、心力衰竭患者

备注：
A=ACEI/ARB（选一）
B=β受体阻滞剂
C=CCB钙通道阻滞剂
D=利尿剂（噻嗪类常用）
F=复方制剂

**合并心肌梗死**

第1步　首选A+B　　小剂量联用，避免出现低血压　未达标可加量

第2步　A+B+C*或A+B+D　　仍未达标　加用长效C或D（包括螺内酯）

第3步　转诊或A+B+C*+D

注*：C用于心肌梗死时限长效药物

**合并心绞痛**

第1步　可选B或A或C

第2步　B+C或B+A或A+C　　未达标

第3步　B+C+A或B+C+D　　仍未达标，加用D

**合并心力衰竭***

注*：起始联用A和B，主要用于改善预后，应注意血压偏低者，起始剂量宜小，缓慢加量

第1步　A+B　小剂量联用　合并钠水潴留时，加用D

第2步　A+B+D*　　加用D　　仍未控制可加C

第3步　转诊或A+B+D+C*

注*：D一般选择袢利尿剂可加螺内酯（补钾）

注*：CCB类用于心力衰竭时，仅限氨氯地平及非洛地平两种药

**合并脑卒中**

第1步　可选C或A或D

第2步　C+A或C+D或A+D　　未达标

第3步　C+A+D　　仍未达标

**合并糖尿病**

第1步　首选A

第2步　A+C或A+D　　未达标

第3步　A+C+D　　仍未达标

**合并慢性肾病**

肌酐水平首次超出正常范围，建议降压治疗方案由上级医院决定

第1步　首选A

第2步　A+C或A+D　　未达标

第3步　A+C+D　　仍未达标

**合并外周动脉粥样硬化病**

同"无合并症高血压药物治疗方案"但慎用非选择性β受体阻滞剂如普萘洛尔

初始选择C，A，D或B均可；单药未达标，可联合用药

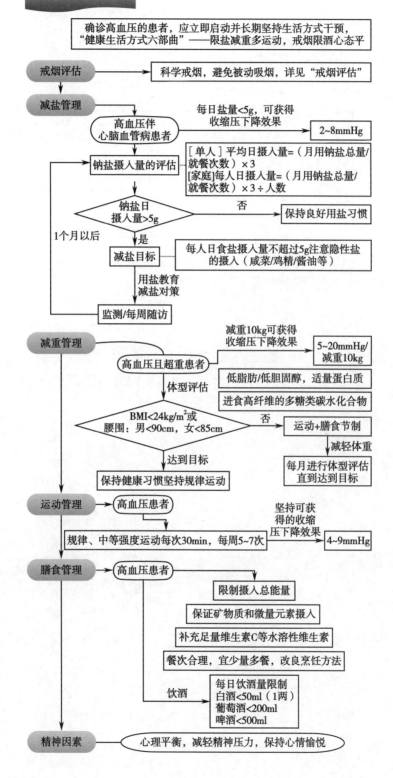

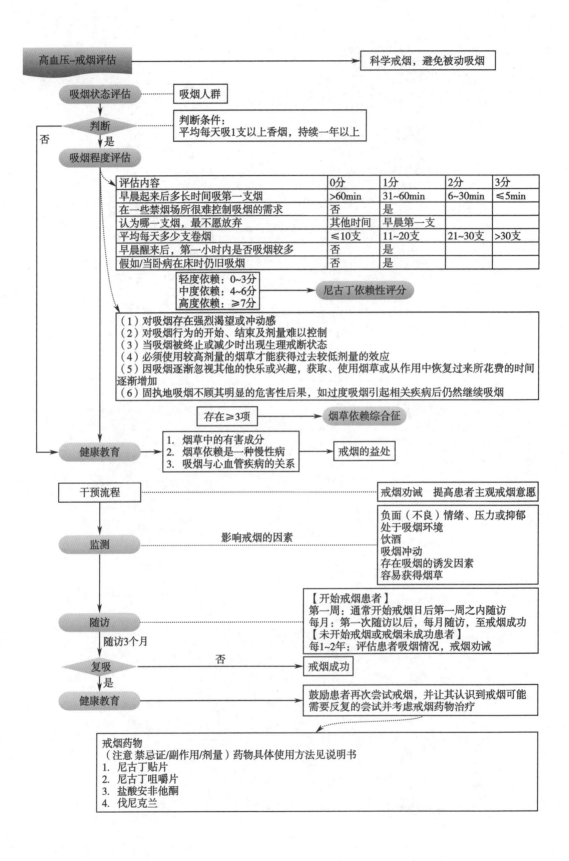

高血压--戒烟评估 → 科学戒烟，避免被动吸烟

吸烟状态评估 ······ 吸烟人群

判断 ······ 判断条件：
平均每天吸1支以上香烟，持续一年以上

否

是

吸烟程度评估

| 评估内容 | 0分 | 1分 | 2分 | 3分 |
|---|---|---|---|---|
| 早晨起来后多长时间吸第一支烟 | >60min | 31~60min | 6~30min | ≤5min |
| 在一些禁烟场所很难控制吸烟的需求 | 否 | 是 | | |
| 认为哪一支烟，最不愿放弃 | 其他时间 | 早晨第一支 | | |
| 平均每天多少支卷烟 | ≤10支 | 11~20支 | 21~30支 | >30支 |
| 早晨醒来后，第一小时内是否吸烟较多 | 否 | 是 | | |
| 假如/当卧病在床时仍旧吸烟 | 否 | 是 | | |

轻度依赖：0~3分
中度依赖：4~6分 → 尼古丁依赖性评分
高度依赖：≥7分

（1）对吸烟存在强烈渴望或冲动感
（2）对吸烟行为的开始、结束及剂量难以控制
（3）当吸烟被终止或减少时出现生理戒断状态
（4）必须使用较高剂量的烟草才能获得过去低剂量的效应
（5）因吸烟逐渐忽视其他的快乐或兴趣，获取、使用烟草或从作用中恢复过来所花费的时间逐渐增加
（6）固执地吸烟不顾其明显的危害性后果，如过度吸烟引起相关疾病后仍然继续吸烟

存在≥3项 → 烟草依赖综合征

健康教育 →
1. 烟草中的有害成分
2. 烟草依赖是一种慢性病 → 戒烟的益处
3. 吸烟与心血管疾病的关系

干预流程 ······ 戒烟劝诫 提高患者主观戒烟意愿

监测 ······ 影响戒烟的因素
负面（不良）情绪、压力或抑郁
处于吸烟环境
饮酒
吸烟冲动
存在吸烟的诱发因素
容易获得烟草

随访 →
【开始戒烟患者】
第一周：通常开始戒烟日后第一周之内随访
每月：第一次随访以后，每月随访，至戒烟成功
【未开始戒烟或戒烟未成功患者】
每1~2年：评估患者吸烟情况，戒烟劝诫

随访3个月

复吸 ——否—→ 戒烟成功

是

健康教育 → 鼓励患者再次尝试戒烟，并让其认识到戒烟可能需要反复的尝试并考虑戒烟药物治疗

戒烟药物
（注意 禁忌证/副作用/剂量）药物具体使用方法见说明书
1. 尼古丁贴片
2. 尼古丁咀嚼片
3. 盐酸安非他酮
4. 伐尼克兰

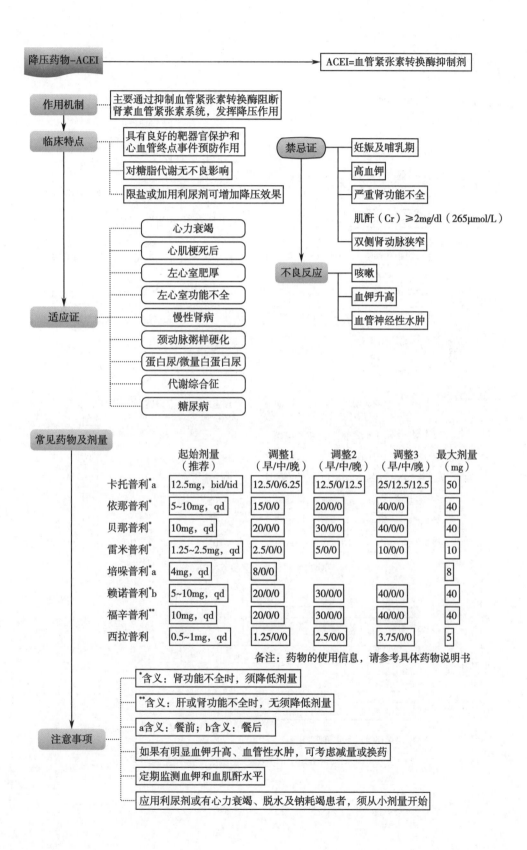

降压药物-ACEI → ACEI=血管紧张素转换酶抑制剂

**作用机制** — 主要通过抑制血管紧张素转换酶阻断肾素血管紧张素系统，发挥降压作用

**临床特点**
- 具有良好的靶器官保护和心血管终点事件预防作用
- 对糖脂代谢无不良影响
- 限盐或加用利尿剂可增加降压效果

**禁忌证**
- 妊娠及哺乳期
- 高血钾
- 严重肾功能不全
  肌酐（Cr）≥2mg/dl（265μmol/L）
- 双侧肾动脉狭窄

**不良反应**
- 咳嗽
- 血钾升高
- 血管神经性水肿

**适应证**
- 心力衰竭
- 心肌梗死后
- 左心室肥厚
- 左心室功能不全
- 慢性肾病
- 颈动脉粥样硬化
- 蛋白尿/微量白蛋白尿
- 代谢综合征
- 糖尿病

**常见药物及剂量**

| | 起始剂量（推荐） | 调整1（早/中/晚） | 调整2（早/中/晚） | 调整3（早/中/晚） | 最大剂量（mg） |
|---|---|---|---|---|---|
| 卡托普利*a | 12.5mg，bid/tid | 12.5/0/6.25 | 12.5/0/12.5 | 25/12.5/12.5 | 50 |
| 依那普利* | 5~10mg，qd | 15/0/0 | 20/0/0 | 40/0/0 | 40 |
| 贝那普利* | 10mg，qd | 20/0/0 | 30/0/0 | 40/0/0 | 40 |
| 雷米普利* | 1.25~2.5mg，qd | 2.5/0/0 | 5/0/0 | 10/0/0 | 10 |
| 培哚普利*a | 4mg，qd | 8/0/0 | | | 8 |
| 赖诺普利*b | 5~10mg，qd | 20/0/0 | 30/0/0 | 40/0/0 | 40 |
| 福辛普利** | 10mg，qd | 20/0/0 | 30/0/0 | 40/0/0 | 40 |
| 西拉普利 | 0.5~1mg，qd | 1.25/0/0 | 2.5/0/0 | 3.75/0/0 | 5 |

备注：药物的使用信息，请参考具体药物说明书

**注意事项**
- *含义：肾功能不全时，须降低剂量
- **含义：肝或肾功能不全时，无须降低剂量
- a含义：餐前；b含义：餐后
- 如果有明显血钾升高、血管性水肿，可考虑减量或换药
- 定期监测血钾和血肌酐水平
- 应用利尿剂或有心力衰竭、脱水及钠耗竭患者，须从小剂量开始

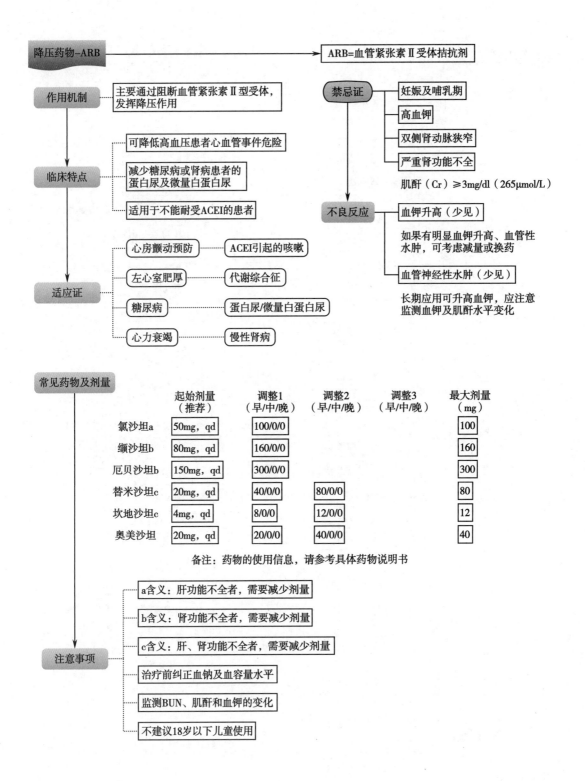

降压药物–ARB → ARB=血管紧张素Ⅱ受体拮抗剂

**作用机制** — 主要通过阻断血管紧张素Ⅱ型受体，发挥降压作用

**禁忌证**
- 妊娠及哺乳期
- 高血钾
- 双侧肾动脉狭窄
- 严重肾功能不全

肌酐（Cr）≥3mg/dl（265μmol/L）

**临床特点**
- 可降低高血压患者心血管事件危险
- 减少糖尿病或肾病患者的蛋白尿及微量白蛋白尿
- 适用于不能耐受ACEI的患者

**不良反应**
- 血钾升高（少见）

如果有明显血钾升高、血管性水肿，可考虑减量或换药
- 血管神经性水肿（少见）

长期应用可升高血钾，应注意监测血钾及肌酐水平变化

**适应证**
- 心房颤动预防 — ACEI引起的咳嗽
- 左心室肥厚 — 代谢综合征
- 糖尿病 — 蛋白尿/微量白蛋白尿
- 心力衰竭 — 慢性肾病

**常见药物及剂量**

| | 起始剂量（推荐） | 调整1（早/中/晚） | 调整2（早/中/晚） | 调整3（早/中/晚） | 最大剂量（mg） |
|---|---|---|---|---|---|
| 氯沙坦a | 50mg，qd | 100/0/0 | | | 100 |
| 缬沙坦b | 80mg，qd | 160/0/0 | | | 160 |
| 厄贝沙坦b | 150mg，qd | 300/0/0 | | | 300 |
| 替米沙坦c | 20mg，qd | 40/0/0 | 80/0/0 | | 80 |
| 坎地沙坦c | 4mg，qd | 8/0/0 | 12/0/0 | | 12 |
| 奥美沙坦 | 20mg，qd | 20/0/0 | 40/0/0 | | 40 |

备注：药物的使用信息，请参考具体药物说明书

**注意事项**
- a含义：肝功能不全者，需要减少剂量
- b含义：肾功能不全者，需要减少剂量
- c含义：肝、肾功能不全者，需要减少剂量
- 治疗前纠正血钠及血容量水平
- 监测BUN、肌酐和血钾的变化
- 不建议18岁以下儿童使用

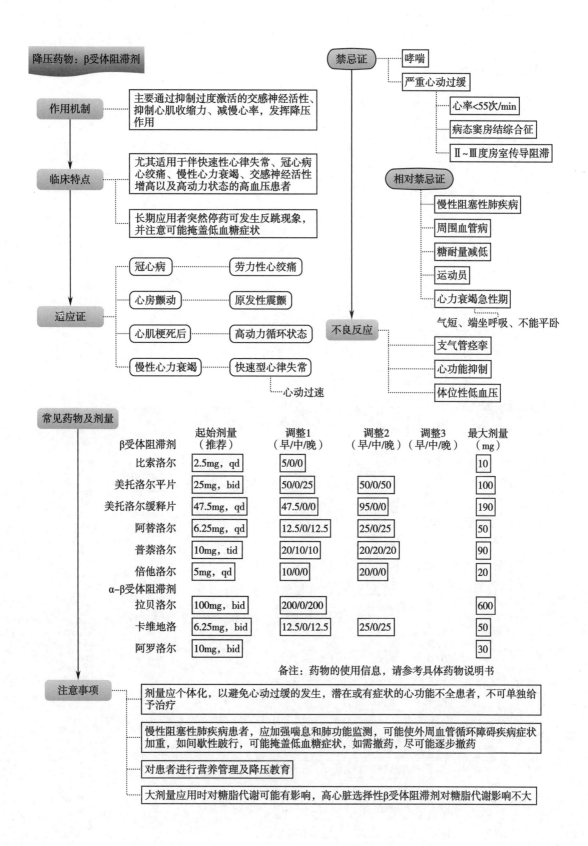

**降压药物：β受体阻滞剂**

**作用机制** ····· 主要通过抑制过度激活的交感神经活性、抑制心肌收缩力、减慢心率，发挥降压作用

**临床特点** ····· 尤其适用于伴快速性心律失常、冠心病心绞痛、慢性心力衰竭、交感神经活性增高以及高动力状态的高血压患者

长期应用者突然停药可发生反跳现象，并注意可能掩盖低血糖症状

**适应证**
- 冠心病 —— 劳力性心绞痛
- 心房颤动 —— 原发性震颤
- 心肌梗死后 —— 高动力循环状态
- 慢性心力衰竭 —— 快速型心律失常
  - ····· 心动过速

**禁忌证**
- 哮喘
- 严重心动过缓
  - 心率<55次/min
  - 病态窦房结综合征
  - Ⅱ~Ⅲ度房室传导阻滞

**相对禁忌证**
- 慢性阻塞性肺疾病
- 周围血管病
- 糖耐量减低
- 运动员
- 心力衰竭急性期
  - 气短、端坐呼吸、不能平卧

**不良反应**
- 支气管痉挛
- 心功能抑制
- 体位性低血压

**常见药物及剂量**

| β受体阻滞剂 | 起始剂量（推荐） | 调整1（早/中/晚） | 调整2（早/中/晚） | 调整3（早/中/晚） | 最大剂量（mg） |
|---|---|---|---|---|---|
| 比索洛尔 | 2.5mg, qd | 5/0/0 | | | 10 |
| 美托洛尔平片 | 25mg, bid | 50/0/25 | 50/0/50 | | 100 |
| 美托洛尔缓释片 | 47.5mg, qd | 47.5/0/0 | 95/0/0 | | 190 |
| 阿替洛尔 | 6.25mg, qd | 12.5/0/12.5 | 25/0/25 | | 50 |
| 普萘洛尔 | 10mg, tid | 20/10/10 | 20/20/20 | | 90 |
| 倍他洛尔 | 5mg, qd | 10/0/0 | 20/0/0 | | 20 |
| α-β受体阻滞剂 | | | | | |
| 拉贝洛尔 | 100mg, bid | 200/0/200 | | | 600 |
| 卡维地洛 | 6.25mg, bid | 12.5/0/12.5 | 25/0/25 | | 50 |
| 阿罗洛尔 | 10mg, bid | | | | 30 |

备注：药物的使用信息，请参考具体药物说明书

**注意事项**
- 剂量应个体化，以避免心动过缓的发生，潜在或有症状的心功能不全患者，不可单独给予治疗
- 慢性阻塞性肺疾病患者，应加强喘息和肺功能监测，可能使外周血管循环障碍疾病症状加重，如间歇性跛行，可能掩盖低血糖症状，如需撤药，尽可能逐步撤药
- 对患者进行营养管理及降压教育
- 大剂量应用时对糖脂代谢可能有影响，高心脏选择性β受体阻滞剂对糖脂代谢影响不大

**降压药物：CCB钙通道阻滞剂**

**作用机制**：主要通过阻断血管平滑肌细胞上的钙离子通道，发挥扩张血管降低血压的作用

**临床特点**
- 二氢吡啶类CCB没有绝对禁忌证
- 国内循证医学证据证明可显著降低高血压患者脑卒中风险
- 可与其他4类药联合应用

**适应证**

二氢吡啶类
- 左室肥厚
- 老年高血压
- 单纯收缩期高血压
- 周围血管病
- 稳定性冠心病
- 颈动脉粥样硬化
- 冠状动脉粥样硬化

非二氢吡啶类
- 冠心病
- 原发性震颤
- 高动力循环状态

注：*为相对禁忌证

**禁忌证**

二氢吡啶类
- 快速型心律失常
- 心力衰竭

非二氢吡啶类
- Ⅱ~Ⅲ度房室传导阻滞
- 心力衰竭

**不良反应**

二氢吡啶类
- 头痛
- 踝部水肿
- 潮红

非二氢吡啶类
- 房室传导阻滞
- 心功能抑制

**常见药物及剂量**

| 二氢吡啶类 | 起始剂量（推荐） | 调整1（早/中/晚） | 调整2（早/中/晚） | 调整3（早/中/晚） | 最大剂量（mg） |
|---|---|---|---|---|---|
| 硝苯地平缓释片 | 20mg, bid | 40/0/20 | 40/0/40 | | 80 |
| 硝苯地平控释片 | 30mg, qd | 30/0/0 | 60/0/0 | | 60 |
| 氨氯地平 | 2.5mg, qd | 5/0/0 | 7.5/0/0 | 10/0/0 | 10 |
| 左旋氨氯地平 | 2.5mg, qd | 5/0/0 | | | 5 |
| 非洛地平缓释片 | 2.5~5mg, qd | 5/0/0 | 7.5/0/0 | 10/0/0 | 10 |
| 尼群地平 | 10mg, bid | 20/0/10 | 20/0/20 | | 40 |
| 拉西地平 | 4mg, qd | | | | 6 |
| 尼卡地平 | 20mg, bid | 40/0/20 | | | 80 |
| 贝尼地平 | 2~4mg, qd | 4/0/0 | 6/0/0 | | 8 |
| 乐卡地平 | 10mg, qd | | | | 20 |
| **非二氢吡啶类** | | | | | |
| 维拉帕米 | 40mg, tid | 80/40/40 | 80/40/80 | | 240 |
| 维拉帕米缓释片 | 240mg, qd | 240/0/240 | | | 480 |
| 地尔硫䓬 | 30mg, tid | 60/30/30 | 60/30/60 | 60/60/60 | 360 |

备注：药物的使用信息，请参考具体药物说明书

**注意事项**
- 终止服用时应逐渐减量
- 肝功能不全患者应慎用
- 如果有明显踝部水肿、头痛、心悸和潮红可考虑减量或换药
- 如果房室传导阻滞和心力衰竭加重，须停药
- 急性冠状动脉综合征患者一般不推荐使用短效硝苯地平

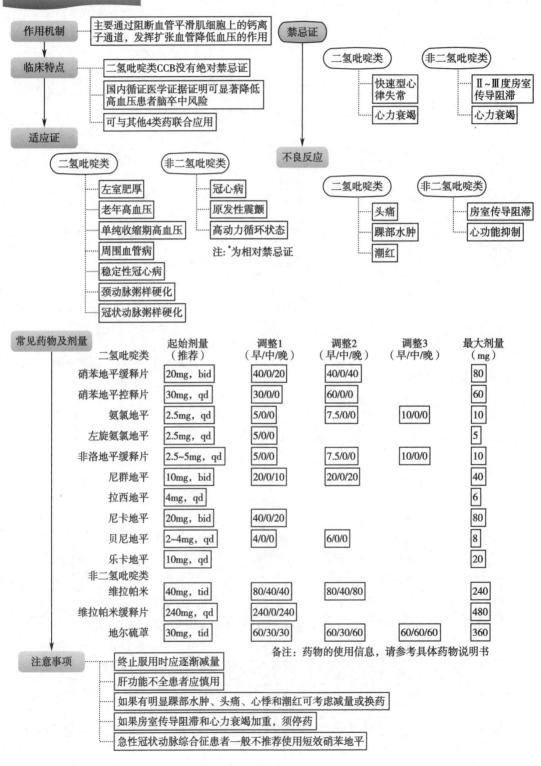

## 降压药物：D利尿剂

**作用机制** ───── 主要通过利钠排水、降低高血容量负荷，发挥降压作用

**临床特点**
- 此类药物是难治性高血压的基础药物之一
- 不良反应与剂量密切相关，故通常应采用小剂量
- 利尿剂与ACEI或ARB类药物合用，可抵消或减轻其低钾的不良反应

**适应证**

| 袢利尿剂 | 噻嗪类 | 保钾类 |
|---|---|---|
| [强效利尿剂] | [中效利尿剂] | [弱效利尿剂] |
| 肾功能不全 | 肥胖 | 心力衰竭（醛固酮拮抗剂） |
| 心力衰竭 | 心力衰竭 | 心肌梗死后（醛固酮拮抗剂） |
| 急性水肿 | 老年高血压 | |
| 难治性高血压 | 盐敏感性高血压 | |
| | 单纯收缩期高血压 | |

**禁忌证**

| 袢利尿剂 | 噻嗪类 | 保钾类 |
|---|---|---|
| 痛风 | 妊娠* | 肾衰竭（醛固酮拮抗剂） |
| 低钾血症 | 痛风 | 高钾血症（醛固酮拮抗剂） |
| | 磺胺药过敏者 | |
| | 严重肾衰竭 | |
| | 肝性脑病 | |

注：*为相对禁忌证

**不良反应**

| 袢利尿剂 | 噻嗪类 | 保钾类 |
|---|---|---|
| 恶心 | 低钾血症 | 血钾增高 |
| 高尿酸 | 高尿酸血症 | 男性乳房发育（醛固酮拮抗剂） |
| 血钾减低 | 糖脂代谢异常 | |
| 水电解质紊乱 | 尿量增多 | |
| 糖脂代谢异常 | | |
| 尿量增多 | | |

**常见药物及剂量**

| | 起始剂量（推荐） | 调整1（早/中/晚） | 调整2（早/中/晚） | 调整3（早/中/晚） | 最大剂量（mg） |
|---|---|---|---|---|---|
| **噻嗪类** | | | | | |
| 氢氯噻嗪√ | 12.5mg, qd | 25/0/0 | 20/0/25 | | 100 |
| 氯噻酮 | 12.5mg, qd | 25/0/0 | | | 100 |
| 吲达帕胺√ | 0.625mg, qd | 1.25/0/0 | 2.5/0/0 | | 2.5 |
| 吲达帕胺缓释片√ | 1.5mg, qd | | | | 1.5 |
| **袢利尿剂** | | | | | |
| 呋塞米 | 10mg, bid | 20/0/20 | | | 80 |
| **保钾利尿剂** | | | | | |
| 阿米洛利 | 5mg, qd/bid | 5/0/5 | | | 10 |
| 氨苯蝶啶 | 12.5mg, bid | 25/0/0 | 50/0/0 | 50/0/25 | 100 |
| 螺内酯（醛固酮拮抗剂） | 20mg, qd/bid | 20/0/20 | | | 40 |

备注：药物的使用信息，请参考具体药物说明书

**注意事项**
- √含义：推荐，应用较多
- 长期应用者应定期监测血钾
- 肾功能不全时，应降低剂量
- 对患者进行营养管理及降压教育
- 醛固酮拮抗剂不宜与ACEI合用，以免增加发生高钾血症的机会
- 噻嗪类利尿剂的主要不良反应是低钾血症，因此建议小剂量使用

降压药物：α受体阻滞剂

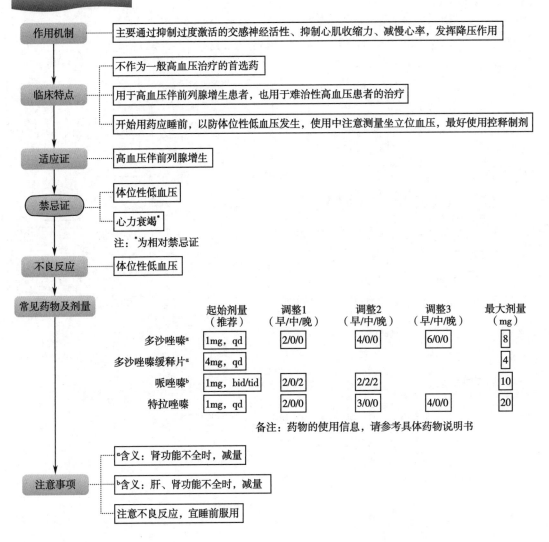

| 作用机制 | —— 主要通过抑制过度激活的交感神经活性、抑制心肌收缩力、减慢心率，发挥降压作用 |

临床特点
- 不作为一般高血压治疗的首选药
- 用于高血压伴前列腺增生患者，也用于难治性高血压患者的治疗
- 开始用药应睡前，以防体位性低血压发生，使用中注意测量坐立位血压，最好使用控释制剂

适应证 —— 高血压伴前列腺增生

禁忌证
- 体位性低血压
- 心力衰竭[*]

注：[*]为相对禁忌证

不良反应 —— 体位性低血压

常见药物及剂量

| | 起始剂量（推荐） | 调整1（早/中/晚） | 调整2（早/中/晚） | 调整3（早/中/晚） | 最大剂量（mg） |
|---|---|---|---|---|---|
| 多沙唑嗪[a] | 1mg, qd | 2/0/0 | 4/0/0 | 6/0/0 | 8 |
| 多沙唑嗪缓释片[a] | 4mg, qd | | | | 4 |
| 哌唑嗪[b] | 1mg, bid/tid | 2/0/2 | 2/2/2 | | 10 |
| 特拉唑嗪 | 1mg, qd | 2/0/0 | 3/0/0 | 4/0/0 | 20 |

备注：药物的使用信息，请参考具体药物说明书

注意事项
- [a]含义：肾功能不全时，减量
- [b]含义：肝、肾功能不全时，减量
- 注意不良反应，宜睡前服用

高血压–综合干预管理

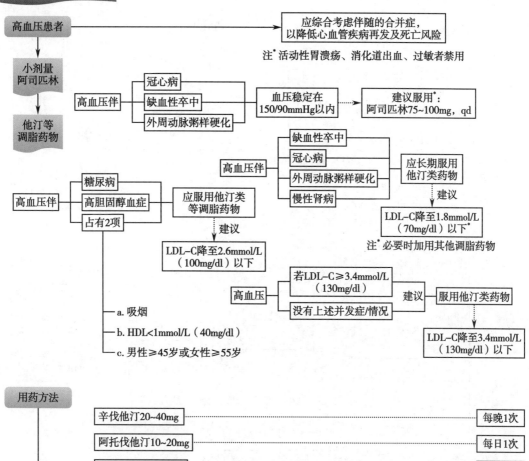

高血压患者　→　应综合考虑伴随的合并症，
以降低心血管疾病再发及死亡风险

注* 活动性胃溃疡、消化道出血、过敏者禁用

小剂量
阿司匹林

高血压伴
- 冠心病
- 缺血性卒中
- 外周动脉粥样硬化
→ 血压稳定在
150/90mmHg以内
⟶ 建议服用*：
阿司匹林75~100mg, qd

他汀等
调脂药物

高血压伴
- 缺血性卒中
- 冠心病
- 外周动脉粥样硬化
- 慢性肾病
→ 应长期服用
他汀类药物
建议
LDL–C降至1.8mmol/L
（70mg/dl）以下*
注* 必要时加用其他调脂药物

高血压伴
- 糖尿病
- 高胆固醇血症
- 占有2项
→ 应服用他汀类
等调脂药物
建议
LDL–C降至2.6mmol/L
（100mg/dl）以下

- a. 吸烟
- b. HDL<1mmol/L（40mg/dl）
- c. 男性≥45岁或女性≥55岁

高血压
- 若LDL–C≥3.4mmol/L
（130mg/dl）
- 没有上述并发症/情况
建议
服用他汀类药物
LDL–C降至3.4mmol/L
（130mg/dl）以下

用药方法

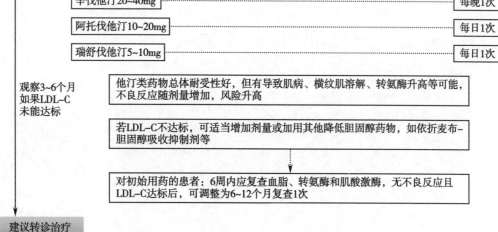

辛伐他汀20~40mg ⋯⋯ 每晚1次

阿托伐他汀10~20mg ⋯⋯ 每日1次

瑞舒伐他汀5~10mg ⋯⋯ 每日1次

观察3~6个月
如果LDL–C
未能达标

他汀类药物总体耐受性好，但有导致肌病、横纹肌溶解、转氨酶升高等可能，
不良反应随剂量增加，风险升高

若LDL–C不达标，可适当增加剂量或加用其他降低胆固醇药物，如依折麦布–
胆固醇吸收抑制剂等

对初始用药的患者：6周内应复查血脂、转氨酶和肌酸激酶，无不良反应且
LDL–C达标后，可调整为6~12个月复查1次

建议转诊治疗

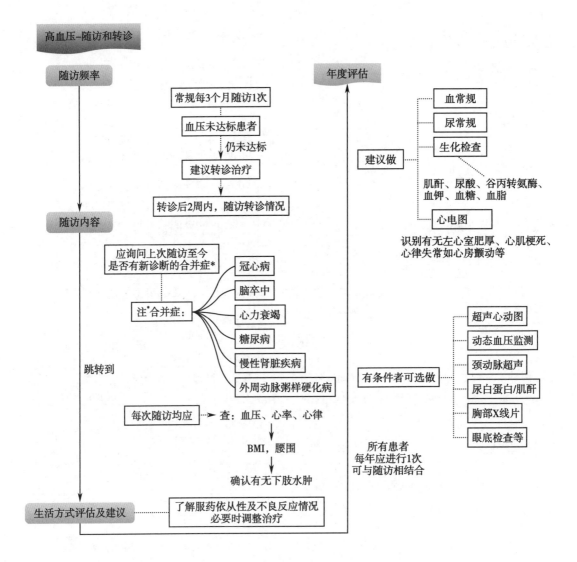

高血压–随访和转诊

随访频率

常规每3个月随访1次

血压未达标患者

仍未达标

建议转诊治疗

转诊后2周内，随访转诊情况

随访内容

应询问上次随访至今
是否有新诊断的合并症*

注*合并症：
- 冠心病
- 脑卒中
- 心力衰竭
- 糖尿病
- 慢性肾脏疾病
- 外周动脉粥样硬化病

每次随访均应 ——▶ 查：血压、心率、心律

BMI，腰围

确认有无下肢水肿

跳转到

生活方式评估及建议 —— 了解服药依从性及不良反应情况
必要时调整治疗

年度评估

建议做
- 血常规
- 尿常规
- 生化检查

肌酐、尿酸、谷丙转氨酶、
血钾、血糖、血脂

- 心电图

识别有无左心室肥厚、心肌梗死、
心律失常如心房颤动等

有条件者可选做
- 超声心动图
- 动态血压监测
- 颈动脉超声
- 尿白蛋白/肌酐
- 胸部X线片
- 眼底检查等

所有患者
每年应进行1次
可与随访相结合

# 参考文献

[1] 苗豫东，吴建，牛亚冬，等. 分级诊疗制度变迁回溯及"十四五"期间的关键政策建议 [J]. 中国卫生政策研究，2021，14（3）：1-6.

[2] 张世红，林琳，白玲，等. 医联体业务协同信息化支撑研究 [J]. 中国数字医学，2021，16（12）：14-19.

[3] XING Y P,WANG L. Evaluation for hierarchical diagnosis and treatment policy proposals in China: a novel multi-attribute group decision-making method with multi-parametric distance measures[J]. The International Journal of Health Planning and Management, 2022, 37(2): 1089-1117.

[4] BRATSUK I, KAVIN S. Legislative principles of information security provision in the European Union member states[J]. Vilnius University Open Series, 2020(6): 18-28.

[5] 规划发展与信息化司. 国家卫生计生委关于印发"十三五"全国人口健康信息化发展规划的通知[EB/OL].（2017-02-21）[2024-01-01]. http://www.nhc.gov.cn/guihuaxxs/s10741/201702/ef9ba6fbe2ef46a49c333de32275074f.shtml.

[6] 赵红艳，隋霞，梁铭会，等. 关于开展分级诊疗试点工作的实践和探索 [J]. 中国医院，2016，20（1）：23-25.

[7] 王帅，沈明辉，冯昌琪，等. 基于医院大数据的基层医疗机构诊疗决策支持模式 [J]. 中华医学图书情报杂志，2015，24（4）：66-69.

[8] 王震. 分级诊疗的内涵及政策意义 [J]. 中国医疗保险，2015（10）：15.

[9] 黄育苹，郭志明. 基层医疗卫生机构标准化建设中的问题和措施研究 [J]. 中国标准化，2022（6）：102-104.

[10] 姜峰，孔凡磊，单莹，等. 新医改十年基层医疗卫生机构资源配置变化情况分析 [J]. 中国农村卫生事业管理，2022，42（3）：160-167.

[11] WILSON D, DRILLER M, JOHNSTON B, et al. The prevalence and distribution of health risk factors in airline pilots: a cross-sectional comparison with the general population[J]. Australian and New Zealand journal of public health, 2022, 46(5): 572-580.

[12] TRAINO K A, HAWKINS M A W, CHANEY J M, et al. The role of health anxiety in healthcare management transition and health-related quality of life in young adults with medical conditions[J]. Children's Health Care, 2022, 51(2):163-183.

[13] CUI M Y. Big data medical behavior analysis based on machine learning and wireless sensors[J]. Neural Computing and Applications, 2022, 34(1):9413-9427.

[14] KRUPSKAYA A, PINA K O. Towards identifying knowledge bases in KIBS through their service development process[J]. Foresight, 2022, 24(1):55-74.

[15] KIM S, KIM E H, KIM H S. Physician knowledge base: clinical decision support systems[J]. Yonsei medical journal, 2022, 63(1):8-15.

[16] MUHAMMAD I R, ZHENG J B, MUHAMMAD I Q, et al. Knowledge extraction and retention based continual learning by using convolutional autoencoder-based learning classifier system[J]. Information Sciences, 2022, 591:287-305.

[17] NACKERS K, TATAR R, COWAN E, et al. First, do no harm: impact of the transition to an integrated curriculum on medical knowledge acquisition of the transitional cohort[J]. Medical education online, 2022, 27(1):2007561.

[18] WILLIAMS S M, BARISELLI S, PALEGO C, et al. A comparison of machine-learning assisted optical and thermal camera systems for beehive activity counting[J]. Smart Agricultural Technology, 2022(2):100038.

[19] 李志刚. 决策支持系统原理与应用 [M]. 北京：高等教育出版社，2005.

[20] ALJALAHMAH S H, ZAVALINA O L. Information representation and knowledge organization in cultural heritage institutions in Arabian Gulf: a comparative case study[J]. Journal of Information & Knowledge Management, 2021, 20(4):2150050.

[21] 许诘. 试论知识库与知识库管理系统的关系 [J]. 武汉工业学院学报，2004，23（4）：51-54.

[22] 卢启程. 基于商务智能决策支持系统的知识管理研究 [D]. 昆明：昆明理工大学，2003.

[23] TILLY S, LIVAN G. Macroeconomic forecasting with statistically validated knowledge graphs[J]. Expert Systems With Applications, 2021(186)：115765.

[24] SHAHAR Y, MIKSCH S, JOHNSON P. The asgaard project: a task-specific framework for the application and critiquing of time-orientied clinical guidelines[J]. Artihang ciallntalligence in Mechucine, 1998, 14(1/2):29-51.

[25] KIM B. Knowledge, reasoning, and deliberation[J]. Ratio, 2020, 33(1):14-26.

[26] 王美琴，吴庆斌. 基于本体的医学知识库构建方法综述 [J]. 医学信息学杂志，2017，38（3）：73-76.

[27] 唐鑫，黎瑶. 糖尿病健康管理研究进展 [J]. 现代医药卫生，2020，36（22）：3604-3606.

[28] 于凡. 基于本体的糖尿病管理知识库的构建研究 [D]. 北京：北京协和医学院，2018.

[29] HOSSEINI Z, SAFARI A, KHAN N A, et al. Gender differences in the role of social support for hypertension prevention in Canada: a population-based cross-sectional study of the Canadian longitudinal study on aging cohort[J]. CJC Open, 2021, 3(12S):S62-S70.

[30] 敖海宝. 浅析基层医生诊治高血压患者中存在的问题 [J]. 药物与人，2014，27（8）：300.

[31] 苏怡茜. 基层医院高血压诊治的现状与问题 [J]. 兵团医学，2003（1）：23-26.

[32] 刘鸿燕. 基于临床指南的高血压医学知识库设计研究 [D]. 北京：北京协和医学院，2017.

[33] 国家技术监督局. 信息处理 数据流程图、程序流程图、系统流程图、程序网络图和系统资源图的文件编制符号及约定：GB/T 1526—1989[S]. 北京：中国标准出版社，1989.

[34] 李晓泽，孙国强，周奕，等. 知识驱动下临床指南可视化模型的构建流程及规则：以高血压为例 [J]. 实用心脑肺血管病杂志，2019，27（9）：14-18.

[35] 詹思延. 流行病学 [M]. 北京：人民卫生出版社，2017.

[36] DASGUPTA M N, KIRKEY D C, WEATHERLY J A, et al. Using self-determination theory to drive an evidence-based medicine curriculum for pediatric residents: a mixed methods study[J]. Academic pediatrics, 2022, 22(3):486-494.

[37] 张丽，杨耀芳，朱建萍，等. 基于社区医院信息认证平台的慢性胃炎用药智能化管理 [J]. 中国医药导刊，2019，21（1）：55-59.

[38] GERLACH L B, VAN T, KIM H M, et al. Trends in incident varenicline prescribing among veterans

following the US Food and Drug Administration drug safety warnings[J]. The Journal of clinical psychiatry, 2021, 83(1):20m13763.

[39] 朱依谆，殷明. 药理学 [M]. 8 版. 北京：人民卫生出版社，2016.

[40] 王樱华，孟拥军，任军，等. 基于二维码技术的药师用药指导咨询系统 [J]. 药学服务与研究，2018，18（1）：78-80.

[41] 金蕾，杨耀芳，魏新萍，等. 糖尿病用药知识库智能化管理系统的开发 [J]. 中国药师，2017，20（4）：705-708.

[42] BELLARY S, TAHRANI A A, BARNETT A H. Evidence-based prescribing of diabetes medications: are we getting closer?[J]. The Lancet Diabetes & Endocrinology, 2020, 8(3):176-177.

[43] 叶虹. 基于概念网络的知识库管理工具的研究与实现 [D]. 长沙：湖南大学，2011.

[44] 程思聪，杜田，徐鹏飞. 专题地图数据知识库建设研究 [J]. 城市勘测，2018（6）：15-18.

[45] 唐旭丽，张斌，傅维刚. 情境本体驱动的多源知识融合框架 [J]. 图书情报工作，2018（22）：109-117.

[46] 高星，王岩，秦盼盼，等. 基于本体的糖尿病知识库构建 [J]. 中华医学图书情报杂志，2018，27（10）：8-13.

[47] 邓家荣. 老年慢性病病人的护理 [J]. 健康必读旬刊，2013（10）：169.

[48] 詹思延. 流行病学 [M]. 7 版. 北京：人民卫生出版社，2014.

[49] 高星，雷行云，王岩，等. 基层卫生服务决策支持系统构建 [J]. 医学信息学杂志，2019，40（4）：24-27.

[50] KONSTANTOPOULOU K, KOSSIONI A, KARKAZIS H, et al. Implementation and evaluation of an oral health education programme for caregivers in nursing homes[J]. Special care in dentistry, 2021, 41(2):154-163.

[51] 胡小素，胡何晶，张文丽，等. 健康教育处方在门诊电子病历系统信息化开发及临床应用 [J]. 中国公共卫生，2021，37（2）：315-318.

[52] 姚宗桥. 发展健康文化 助力健康中国 [J]. 中共山西省委党校学报，2019，42（1）：125-128.

[53] 迟春花. "健康中国 2030"与全科医生队伍建设 [J]. 领导科学论坛，2018（24）：76-96.

[54] 张民，许苹. 上海市某农村社区健康教育处方征订病种和数量预测 [J]. 中国健康教育，2016，32（3）：275-277.

[55] 孙承梅. 浅谈健康教育处方的编写与使用 [J]. 健康教育与健康促进，2015，10（1）：60-62.

[56] 李红，任玉珍. 中医辨证施护健康处方在优质护理服务中的应用与探讨 [J]. 护理研究，2013，27（21）：2284-2285.

[57] 唐洪钦，赵丽，谭小云，等. 全程式健康教育处方在人工髋关节置换术患者中的应用 [J]. 护理管理杂志，2013，13（2）：136-138.

[58] 富志南，魏广成，马合金，等. 个体化健康教育处方对 2 型糖尿病患者的认知及血糖的影响 [J]. 职业与健康，2015，31（23）：3286-3288.

[59] CAYUELAS ONIEVA F, MARTIN MORALES E, NAVARRO HERAS J. Compliance with long-term drug treatment: the prescription as a means of health education[J]. Aten Primaria, 1993, 11(4): 182-184.

[60] JOSYULA L, LYLE R. Health care provider physical activity prescription intervention[J]. American Journal of Health Education, 2013, 44(3): 162-168.

[61] TSANG D S, JONES J M, SAMADI O, et al. Healthy Bones Study: can a prescription coupled with education improve bone health for patients receiving androgen deprivation therapy?-a before/after study[J].

Supportive Care in Cancer, 2018, 26(8): 2861-2869.

[62] 张雪峰，陈再芳．编制社区医生健康教育处方库的几点体会 [J]．江苏卫生保健，2009，11（3）：31-32.

[63] 戴春林，杨光华．苏州区域电子健康教育处方实施探索 [J]．医学信息学杂志，2011，32（7）：18-21.

[64] 王文静，李存燕，杨艳娜，等．"电子健康处方"教育对空腹血糖受损患者健康行为的影响 [C]// 中国转化医学和整合医学研究会．中国转化医学和整合医学学术交流会（上海站）论文汇编．上海：中华高血压杂志社，2015：2.

[65] BREWSTER L, SEN B. 'Quality signposting': the role of online information prescription in providing patient information[J]. Health Info Libr J, 2011, 28(1): 59-67.

[66] 郭秀梅，徐坤．国外信息处方研究实践及启示 [J]．中国健康教育，2017，33（6）：559-561.

[67] 许珊珊，黎军．五行学说指导下的中医健康教育在溃疡性结肠炎患者护理中的应用 [J]．护理实践与研究，2016，13（4）：133-135.

[68] ANDREONI G, CAIANI E G, CASTALDINI N. Digital health services through patient empowerment：classification, current state and preliminary impact assessment by health pod systems[J]. Applied Sciences, 2021, 12(1):359.

[69] 贾琳琳，詹雨婷，曹雪霏，等．中国居民家庭医生签约服务续约意愿的 Meta 分析 [J]．中国循证医学杂志，2022，22（3）：324-331.

[70] 吴静娜，徐丽宏，曹智鹰，等．整合型医疗服务的双向转诊模式 [J]．解放军医院管理杂志，2020，27（12）：1118-1120.

[71] 王秀华．分级诊疗下优质医疗卫生资源下沉共享措施探讨 [J]．河南医学研究，2019，28（16）：2957-2958.

[72] 体制改革司．解读："十三五"深化医药卫生体制改革规划 [EB/OL]．（2017-01-09）[2024-01-01]．http://www.nhc.gov.cn/tigs/s7847/201701/e09e4b8159b341959652f1fd07cbfb93.shtml.

[73] 闫昕．北京市社区卫生服务管理数据分析与利用策略研究 [D]．北京：北京协和医学院，2016.

[74] 陶钊．南京市分级诊疗的医患认知现况及影响因素研究 [D]．南京：东南大学，2018.

[75] 胡正东．财政分权对公共卫生资源管理效率的统计检验 [J]．统计与决策，2021，37（20）：151-155.

[76] 闫昕．北京市社区卫生服务管理数据分析与利用策略研究 [D]．北京：北京协和医学院，2016.

[77] 刘甲东，朱怡安．基于模糊模型的 GPU 性能评估研究 [J]．航空计算技术，2010，40（2）：69-72.

[78] 钱毅．基于群众获得感的基层卫生服务体系优化探讨 [J]．江苏卫生事业管理，2021，32（12）：1664-1667.

[79] NOOR A, ZAINUDDIN A, SETY L M. Analysis of drug needs for basic health services in Bombana District Health Department of the year 2021[J]. International Journal of Sciences: Basic and Applied Research, 2021, 60(3):68-80.